Trucs de Coiffure pour filles branchées

Le vrai guide féminin
pour des cheveux extraordinaires

Leanne Warrick

Broquet
97-B, Montée des Bouleaux, Saint-Constant, PQ, Canada J5A 1A9,
Tél. : (450) 638-3338 **Fax** : (450) 638-4338
Internet : http://www.broquet.qc.ca
Email : info@broquet.qc.ca

Catalogage avant publication de la Bibliothèque nationale du Canada
Warrick, Leanne

Trucs de coiffure pour filles branchées

Traduction de: Hair trix for cool chix.
Comprend un index.
Pour les jeunes de 8 à 12 ans.

ISBN 2-89000-650-6

1. Coiffure - Ouvrages pour la jeunesse. 2. Cheveux - Soins et hygiène - Ouvrages pour la jeunesse. I. Titre.

TT972.W2714 2004 j646.7'24 C2004-940805-4

Pour l'aide à la réalisation de son programme éditorial, l'éditeur remercie:
Le gouvernement du Canada par l'entremise du Programme d'aide au Développement de l'industrie de l'Édition (PADIÉ) ; La Société de Développement des Entreprises Culturelles (SODEC); L'association pour l'Exportation du Livre Canadien (AELC).
Le gouvernement du Québec - Programme de crédit d'impôt pour l'édition de livres -Gestion SODEC.

Textes par Leanne Warrick
Illustrations par Debbie Boone

Pour l'éditon en langue française:

Dépôt Légal - Bibliothèque nationale du Québec
3e trimestre 2004

Traduit et adapté par Anne-Marie Courtemanche
Révision: Marcel Broquet, Denis Poulet

Un grand merci aux filles branchées du groupe de discussion d'adolescentes de Watson-Guptill's pour leurs idées, leurs commentaires et leur enthousiasme.

Imprimé en Chine

ISBN: 2-89000-650-6

table des matières

Apprends à connaître tes CHEVEUX

Tu passes énormément de temps avec eux, mais ne serait-il pas temps que tu leur parle un peu plus? Mieux tu comprends tes cheveux, plus tu sais ce qui les rend heureux, plus tes cheveux auront une apparence fabuleuse. Nous sommes toutes différentes les unes des autres, tout comme le sont nos cheveux. Le revitalisant qui rend tes cheveux extrêmement brillants laisse peut-être ceux de ta meilleure copine fades et gras. Ce dont tu as besoin est une routine cheveux expressément conçue pour *toi*. Passe à la page 8 et réponds aux questions du quiz pour déterminer ton type de cheveux. Consulte ensuite ton très personnel Guide pour des cheveux splendides. Tu y découvriras ce qui rendra tes cheveux magnifiques tous les jours.

Quel est ton type de cheveux ?

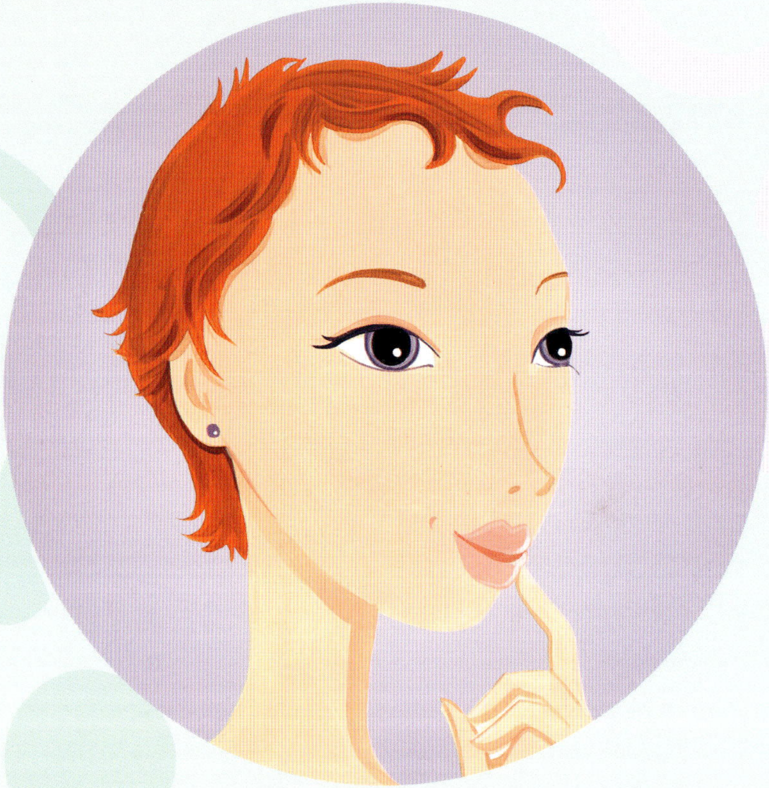

Connais-tu ton type de cheveux ? Réponds aux questions de ce court quiz et inscris tes réponses. Une fois que tu as terminé, additionne ton pointage et découvre le Guide pour des cheveux splendides qui te convient.

1. Combien de temps après un shampoing les racines de tes cheveux reprennent-elles une apparence grasse ?

A) Moins d'un jour.
B) Elle n'ont jamais l'air grasses.
B) 2 jours.
D) 1 jour.
E) 3 jours ou plus.

2. Regarde-toi dans le miroir. Lequel des énoncés suivants décrit le mieux tes cheveux ?

A) Fins et naturellement ternes.
B) Ondulés avec les pointes sèches.
C) Brillants et doux, des racine jusqu'aux pointes.
D) Plats ou racines mais frisés aux extrémités.
E) Très bouclés ou frisés.

3. Quelle est ta plus grosse bête noire en ce qui a trait à tes cheveux ?

A) Ils sont toujours plats.
B) Les pointes fourchues.
C) Tu n'en as pas.
D) Les pointes sont sèches mais les racines toujours grasses.
E) Ils sont tellement bouclés et volumineux !

4. Prends un seul cheveu et fais-le glisser entre ton pouce et ton index. Qu'est-ce que tu sens ?

A) Légèrement gras.
B) Grinçant parce qu'il est sec.
C) Il est lisse sur toute la longueur.
D) Lisse en haut mais sec vers la pointe.
E) Très ondulé.

Ton pointage :

Une majorité de A : Consulte la page 10, tu y trouveras le Guide 1 pour des cheveux splendides.

Une majorité de B : Consulte la page 12, tu y trouveras le Guide 2 pour des cheveux splendides.

Une majorité de C : Consulte la page 14, tu y trouveras le Guide 3 pour des cheveux splendides.

Une majorité de D : Consulte la page 16, tu y trouveras le Guide 4 pour des cheveux splendides.

Une majorité de E : Consulte la page 18, tu y trouveras le Guide 5 pour des cheveux splendides.

Cheveux gras

Le gras est causé par une surproduction de *sébum* par ton cuir chevelu, cette huile dont tes cheveux ont besoin pour être en santé. Garde toujours tes cheveux ultra propres ; ils seront d'une brillance dont tu pourras être fière.

Astique !

Choisis un shampoing spécialement conçu pour cheveux gras. Celui-ci dissoudra le surplus d'huile et laissera ressortir la beauté naturelle de tes cheveux brillants. Tu devrais laver tes cheveux chaque jour.

Nourriture pour cheveux

Utilise un revitalisant très doux. Il donnera du lustre à tes cheveux sans les alourdir avec plus de gras. Concentre le revitalisant sur les pointes ; les racines n'ont besoin de rien de plus !

Crème de rinçage au citron

CRÉE TON PROPRE

DÉLICE POUR CHEVEUX

Si tes cheveux sont blonds, blond fraise ou châtain pâle, le jus de citron permettra non seulement d'éliminer le gras, mais il donnera à ta chevelure un lustre supplémentaire! Utilise cette crème de rincage sur des cheveux lavés et encore mouillés.

Tu auras besoin de:

- jus de 2 citrons de moyens
- passoire
- grand bol
- 4 tasses (1,2 litre) d'eau chaude
- vieille serviette

1. Verse le jus de citron à travers la passoire dans un grand bol.

2. Mesure 4 tasses d'eau chaude du robinet, puis verse-les dans le bol.

3. Lave et revitalise tes cheveux comme d'habitude, penche-toi au-dessus de l'évier ou de la baignoire et verse la crème de rincage sur tes cheveux. Enroule une serviette sur ta tête et détends-toi pendant 10 minutes avant de sécher tes cheveux comme d'habitude.

Cheveux secs

Tes cheveux ont besoin d'être traités aux petits oignons. Nourris-les et prends-en soin, ils te le rendront bien en ayant du volume et de l'éclat.

ASTIQUE!

Ne lave pas tes cheveux plus que nécessaire. Tes cheveux ont besoin de leurs huiles naturelles ; trop les laver éliminera ces huiles. Fais un shampoing au besoin, pas plus souvent qu'aux deux jours.

NOURRITURE POUR CHEVEUX

Utilise un revitalisant très riche et épais. Il hydratera tes cheveux et remplacera les huiles qui manquent à l'appel.

Masque capillaire banane et miel

CRÉE TON PROPRE DÉLICE POUR CHEVEUX

Ce mélange de banane et de miel renferme une quantité impressionnante d'hydratants. En plus, il laissera une fragrance divine dans tes cheveux!

Tu auras besoin de:

- 1 banane mûre
- 2 c. à thé (10 ml) de miel
- grand bol
- 1 cuillère en bois
- pellicule plastique
- vieille serviette

1. Écrase la banane dans un bol. Ajoute le miel et mélange bien.

2. Fais ton shampoing comme d'habitude, puis ajoute ce mélange visqueux sur tes cheveux humides. Enrobe tes cheveux de pellicule plastique. Enroule une serviette par-dessus la pellicule plastique pour emprisonner la chaleur et contribuer à l'efficacité du masque capillaire.

3. Relaxe-toi pendant 10 minutes, puis rince bien tes cheveux et sèche-les comme d'habitude.

Cheveux normaux

Chanceuse! Les soins des cheveux devraient se résumer, pour toi, à la protection de ce que la nature t'a donné, un peu comme une assurance cheveux.

Astique!

Lave tes cheveux tous les *deux* jours avec un shampoing conçu pour cheveux normaux. Tu peux choisir parmi un large éventail de produits!

Nourriture pour cheveux

Tu as le seul type de cheveux qui n'a normalement pas besoin de revitalisant. Toutefois, tu peux quand même ajouter brillance à ta presque parfaite chevelure à l'aide d'un revitalisant moyen. Recherches-en un qui contient un indice de protection solaire de 15 pour éviter que le soleil ne ternisse la couleur et cette superbe brillance.

Mayo magique

CRÉE TON PROPRE DÉLICE POUR CHEVEUX

Maximise la brillance naturelle de tes cheveux avec ce traitement qui semble vraiment bizarre. Aussi étrange que cela puisse paraître, ce traitement n'ajoute pas seulement du lustre à tes cheveux, il recolle temporairement les pointes cassées.

Tu auras besoin de:

- 2 c. à thé (10 ml) de mayonnaise
- pellicule plastique
- vieille serviette

1. Applique la mayo dans tes cheveux humides après le shampoing, puis enroule tes cheveux dans une pellicule plastique. Enroule une serviette par-dessus la pellicule plastique pour contribuer à l'efficacité du masque capillaire.

2. Relaxe-toi pendant 10 minutes, puis rince bien tes cheveux et sèche-les comme d'habitude.

Cheveux mixtes

Tes cheveux souffrent d'un dédoublement de personnalité. Trop gras pour être qualifiés de secs, mais avec des pointes cassées.

Astique!

Utilise un shampoing pour cheveux gras mais fais-le pénétrer profondément dans les racines. Ne t'en fais pas pour les pointes puisque le shampoing glissera jusqu'à elles et les nettoiera lorsque tu rinceras tes cheveux.

Nourriture pour cheveux

L'important pour toi : où appliquer le produit. Ce sont les pointes de tes cheveux qui ont besoin d'être revitalisées, fais donc l'inverse de ce que tu as fait avec le shampoing et utilise ton revitalisant uniquement aux extrémités, en l'éloignant résolument des racines! Choisis un revitalisant pour cheveux secs et laisse-le agir pendant 1 minute avant de rincer.

Produit de rinçage à la lavande

CRÉE TON PROPRE DÉLICE POUR CHEVEUX

La lavande est extraordinaire pour les racines grasses puisqu'elle contribue à les assécher. De plus, elle est suffisamment douce pour ne pas endommager les pointes déjà sèches. Son parfum t'ensorcellera en plus. L'huile essentielle de lavande est offerte en pharmacie et dans les magasins d'aliments naturels.

Tu auras besoin de:

- 3 gouttes d'huile essentielle de lavande
- 1 tasse (250 ml) d'eau chaude
- petit bol

1. Prépare un tonique apaisant pour ta chevelure en ajoutant de l'huile essentielle de lavande dans un bol d'eau tiède.

2. Fais ton shampoing et revitalise comme d'habitude, puis rince tes cheveux à l'aide de ce mélange. Sèche tes cheveux comme d'habitude.

Cheveux très bouclés ou qui frisottent

Tes cheveux sont très poreux, ce qui signifie qu'ils absorbent l'humidité comme une éponge! Traite-les délicatement et garde-les bien hydratés, tu leur garantiras un lustre sain et affriolant.

Astique!

Ce type de cheveux peut s'avérer complexe quand vient le temps de faire le shampoing puisque les cheveux sont très dense. Essaie de shampouiner tes cheveux alors qu'ils sont secs, en t'assurant de bien répartir le shampoing. C'est plus facile que d'appliquer le shampoing sur des cheveux mouillés. Assure-toi de bien rincer tes cheveux après le shampoing.

Nourriture pour cheveux

Recherche les revitalisants qui contiennent de la *kératine* qui hydratera bien et lissera la surface de tes cheveux. Si tu ne trouves aucun revitalisant qui contient de la kératine, choisis-en un pour cheveux très secs. Sèche d'abord tes cheveux à la serviette pour que le revitalisant aille là où il est le plus nécessaire.

Baume à l'huile d'olive

CRÉE TON PROPRE DÉLICE POUR CHEVEUX

Donne à tes cheveux assoiffés un grand verre de ce traitement à l'huile chaude.

Tu auras besoin de:

- 3 c. à soupe (45 ml) d'huile d'olive
- grand bol
- petit bol
- pellicule plastique
- vieille serviette

1. Remplis le plus grand bol à moitié avec de l'eau chaude du robinet. Verse l'huile d'olive dans le plus petit bol, puis dépose-le dans le plus grand bol rempli d'eau. Laisse réchauffer pendant 10 minutes.

2. Fais pénétrer l'huile chaude dans tes cheveux secs. Enroule tes cheveux dans une pellicule plastique, puis dans une serviette. Détends-toi pendant 10 minutes. La chaleur de l'huile ouvrira les cuticules de tes cheveux et pénétrera en profondeur - mmmm! Fais ensuite un shampoing et sèche tes cheveux comme d'habitude.

Attention!

L'huile contenue dans ce mélange peut rendre l'évier ou le bain glissant une fois tes cheveux rincés. Assure-toi de bien le nettoyer une fois que tu as terminé.

Cheveux 101

Avec les millions de produits capillaires, instruments et appareils qui existent, même la fille la plus avertie peut s'y perdre. Lorsqu'il est question de cheveux, le secret est la connaissance. Passons donc au cours Cheveux 101...

PRODUITS... qu'est-ce qui fait quoi ?

Il te sera beaucoup plus facile d'obtenir le look que tu souhaites pour tes cheveux avec de bons produits. Mais n'exagère jamais avec un produit. La modération a toujours meilleur goût. Tu peux en ajouter un peu au besoin mais ne surcharge jamais tes cheveux. Sinon tu devras les relaver et tout recommencer.

Gel

On utilise le gel pour garder les cheveux en place. Utilise du gel sur des cheveux secs pour obtenir un style lissé vers l'arrière ou pour transformer tes cheveux courts en pointes de hérisson. Une fois sec, le gel maintient le style en place jusqu'au prochain shampoing. Selon le type de gel, tu peux aussi l'utiliser pour créer un look mouillé.

Cire

La cire transforme les cheveux rebelles en cheveux très dociles. Elle est parfaite pour délimiter des sections de cheveux. La cire devrait toujours être utilisée sur des cheveux secs, et non mouillés.

Frotte une petite quantité de cire dans la paume de tes mains, puis utilise tes mains à plat pour l'étendre sur tes cheveux. Utilise le bout de tes doigts pour former les pointes. Éloigne toujours la cire des racines pour éviter une apparence grasse.

Fixatif pour cheveux

Tu as réussi à coiffer tes cheveux parfaitement ? Le fixatif pour cheveux maintiendra ce style parfait en place. Vaporise un léger nuage sur toute ta tête, une fois le style de rêve réussi, mais n'oublie pas de fermer les yeux. Choisis une tenue légère qui maintiendra ton style en place sans que tes cheveux ne deviennent aussi raides que des pailles.

Sérum
Ce pourfendeur de frisous transforme des cheveux rebelles en cheveux soyeux en quelques secondes. Une petite quantité sur de longues mèches calmera des cheveux ébouriffés ou donnera un petit coup de pouce aux boucles. Utilise sur des cheveux secs.

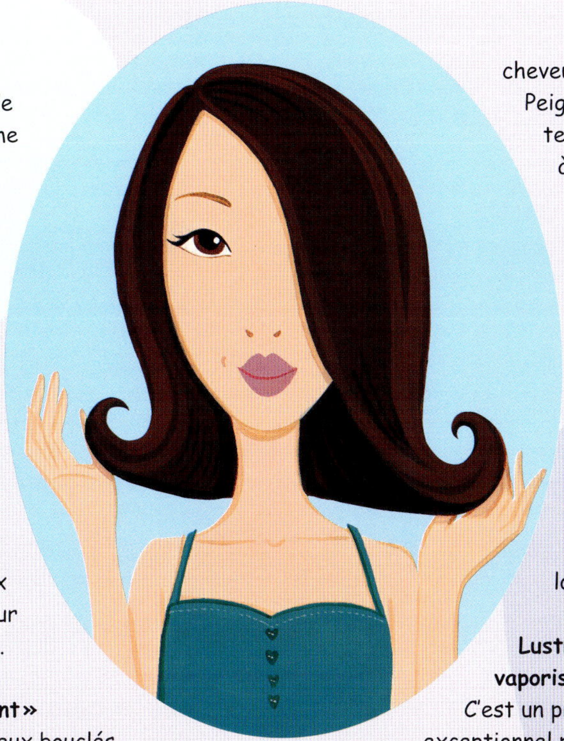

Baume «raidissant»
Si tu as des cheveux bouclés ou ondulés, les raidir au séchoir peut s'avérer difficile. Les baumes ou gels défrisants aident les boucles à se détendre et donnent un petit coup de pouce aux cheveux, histoire de les apaiser pour qu'ils deviennent soyeux. Ajoute une grosse goutte de baume dans tes cheveux humides avant de les sécher.

Mousse
La mousse donne du volume à tes cheveux. Sur des cheveux de longueur moyenne, utilise une boule de la grosseur d'une balle de golf, un peu moins sur des cheveux courts... et quelques balles de golf sur des cheveux très longs. Peigne la mousse sur tes cheveux séchés à la serviette avant de les passer aux sèches-cheveux. Tu constateras que tes cheveux seront beaucoup plus flexibles et que leur style tiendra plus longtemps.

Lustre en vaporisateur
C'est un produit exceptionnel pour donner du lustre à ton style. Tiens le vaporisateur à 15 centimètres (6 po) de tes cheveux et asperge-les de quelques jets de brume. Note que les filles aux cheveux bouclés ou frisés devraient utiliser modérément le lustre en vaporisateur.

Amplificateur de boucles
Éveille tes boucles, ajoute du ressort et de la définition à tes boucles à l'aide d'une de ces brumes magiques. Le meilleur moment pour utiliser ce produit est sur des cheveux mouillés, juste avant de les sécher.

INSTRUMENTS...
desquels ai-je besoin ?

Utiliser les bons instruments signifie obtenir plus facilement le style que tu souhaites, sans endommager tes cheveux.

Brosse « pagaie »
Une brosse « pagaie » est dotée d'un dos large et plat. Elle est idéale pour lisser les cheveux longs. Elle élimine également l'électricité statique et favorise la brillance.

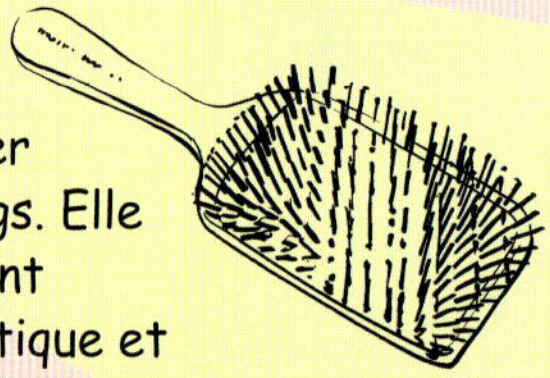

Brosse ronde
Les brosses rondes sont offertes en plusieurs formats et peuvent donc servir à plusieurs fins. Les plus grosses sont parfaites pour lisser les cheveux en les séchant au séche-cheveux ou pour créer de grosse vagues glamour, alors que les plus petites sont pratiques pour des boucles plus serrées ou des ailes !

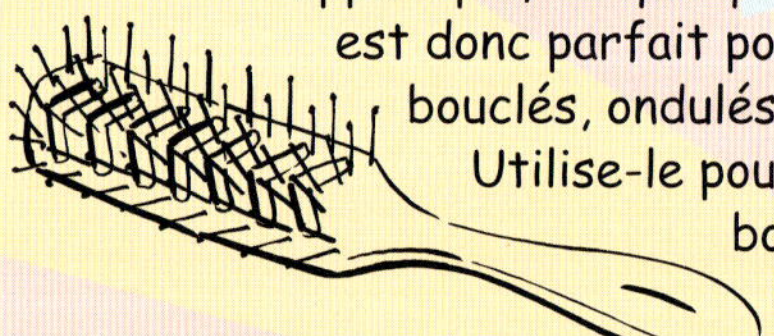

Brosse-araignée
Utilise-la lorsque tu sèches tes cheveux au séche-cheveux. Les fentes à l'arrière de la brosse laissent passer l'air chaud, tes cheveux sèchent donc beaucoup plus vite.

Peigne à tige
Il ressemble à un peigne ordinaire, à l'exception qu'il est long et que sa poignée est une tige. Tu peux tracer une raie parfaite avec un de ces peignes. Les peignes à tige sont aussi parfaits pour diviser tes cheveux pendant que tu les coiffes.

Peigne à grosses dents
C'est le seul peigne que tu devrais utiliser sur des cheveux mouillés. Utilise-le pour répartir le revitalisant également, et tu pourras dire au revoir aux cheveux emmêlés.

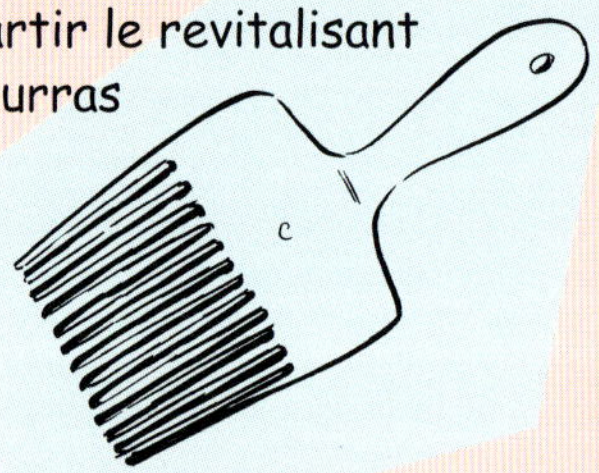

Peigne fourchette
Un peigne fourchette, aussi appelé pic, n'a que quelques dents. Il est donc parfait pour les cheveux bouclés, ondulés ou frisés. Utilise-le pour séparer tes boucles délicatement.

APPAREILS...
qu'est-ce qui fait quoi ?

Tous ces appareils deviennent très chauds. Manipule-les avec soin !

Sèche-cheveux
Voici plus qu'un instrument pour sécher rapidement tes cheveux ! Tu peux aussi l'utiliser pour rendre tes cheveux plus bouclés ou plus droits que d'habitude. Pour des cheveux raides, utilise des pinces pour séparer tes cheveux en sections, puis concentre-toi sur une section à la fois, en les tirant avec une brosse ronde alors que tu les sèches. Pour faire ressortir tes boucles ou vagues naturelles, fais gonfler tes cheveux avec le diffuseur du sèche-cheveux.

Fer plat
Un fer plat peut rendre tes cheveux aussi raides que de la paille. Lorsque tu utilises un tel fer, protège tes cheveux en les recouvrant d'un revitalisant sans rinçage. Raidis tes cheveux par sections, en partant des racines jusqu'aux pointes et en déplaçant constamment le fer.

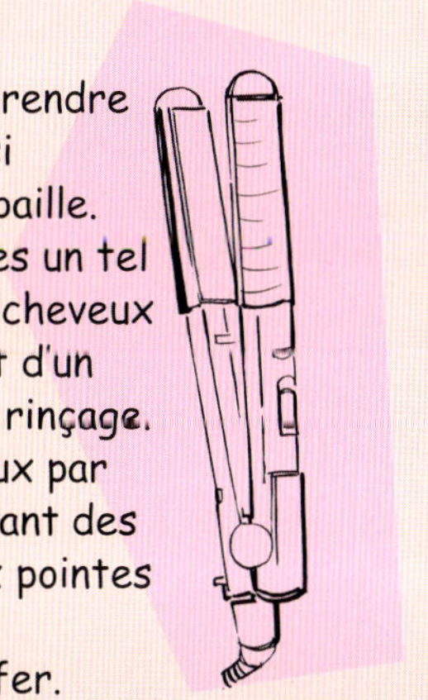

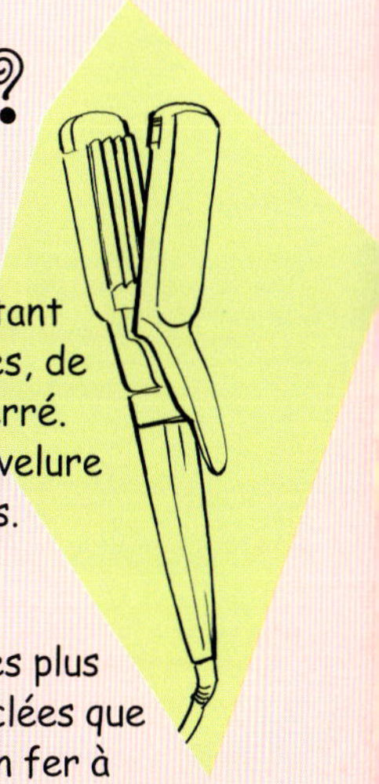

Pince à gaufrer
Celles-ci sont vendues avec plusieurs accessoires permettant d'obtenir différents gaufrages, de la douce vague au gaufrage serré. Tu peux gaufrer toute ta chevelure ou seulement quelques mèches.

Fer à friser
Même les filles aux cheveux les plus raides peuvent être aussi bouclées que Boucle d'Or. Avant d'utiliser un fer à friser, laisse-le chauffer pendant 5 minutes sur une surface à l'épreuve de la chaleur. Lorsqu'il est prêt (normalement, un voyant s'allume ou s'éteint pour t'en avertir), enroule de petites mèches de cheveux autour du fer et maintiens-les pendant seulement quelques secondes pour créer des bouclettes parfaites. Celles-ci demeureront bien mieux en place avec une brume de fixatif.

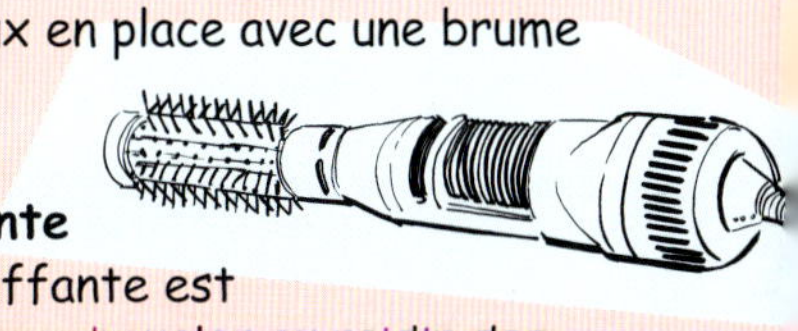

Brosse chauffante
Une brosse chauffante est extraordinaire pour boucler ou raidir des cheveux séchés à la serviette ou des cheveux secs. Une telle brosse est aussi idéale pour donner de l'énergie aux cheveux fatigués ou plats que vous n'a ni le temps de laver ou de recoiffer. Si tu choisis une brosse à pile, tu n'as qu'à la glisser dans ton sac et à l'utiliser partout, dès que ta chevelure a besoin d'un coup de pouce !

Deviens experte en salons !

Les salons de coiffure peuvent parfois être des endroits très dangereux—après tout, ce sont tes cheveux qui sont sur le billot! Il y a tant de salons et de coiffeurs, comment trouver celui qui te convient? Et comment t'assurer que tu ne ressortira pas du salon avec une tête complètement différente de celle que tu espérais?

Dénicher un salon

Le meilleur moyen de trouver un salon est d'en discuter avec des amies. Ont-elles trouvé un salon ou un styliste-coiffeur qu'elles aiment? Pose-leur des questions à propos de leur salon. Les stylistes y sont-ils amicaux et, ce qui compte le plus, est-ce qu'ils écoutent? Note les noms des stylistes recommandés par tes amis, puis téléphone et vois si tu peux obtenir une consultation (consulte la page 28 pour en savoir plus à propos des consultations).

Si tu croises dans la rue une personne dont tu aimes les cheveux, ne sois pas timide: demande-lui qui la coiffe et lui coupe les cheveux. Cette personne sera flattée et tu obtiendras un bon tuyau!

Avant de partir

Aie une idée claire de ce que tu souhaites. Feuillette des magazines et déchire les pages qui illustrent les styles que tu aimes. Maintenant, dispose-les sur une table et retombe les deux pieds sur terre... Quels styles vont réellement avec tes cheveux? Combien de temps souhaites-tu passer chaque jour à coiffer tes cheveux? Les styles conviennent mieux lorsqu'ils correspondent à la texture naturelle de tes cheveux. Si tu as des cheveux ondulés, tu ne pourras obtenir une tête lisse sans efforts. Est-ce que tu souhaites réellement passer ta vie branchée à un fer plat? Tu as intérêt à mettre de côté les styles irréalistes et à te présenter avec toi au salon, avec quelques options réalistes.

Une consultation

Une fois le salon choisi, téléphone et prends rendez-vous pour une consultation. La consultation est comme un mini rendez-vous, avant le VRAI rendez-vous. Encore mieux, cette consultation est gratuite. Tu peux donc te faire une bonne idée de l'endroit avant de devoir sortir le fric! Le ou la styliste déterminera la texture de tes cheveux et, grâce à ce que tu lui

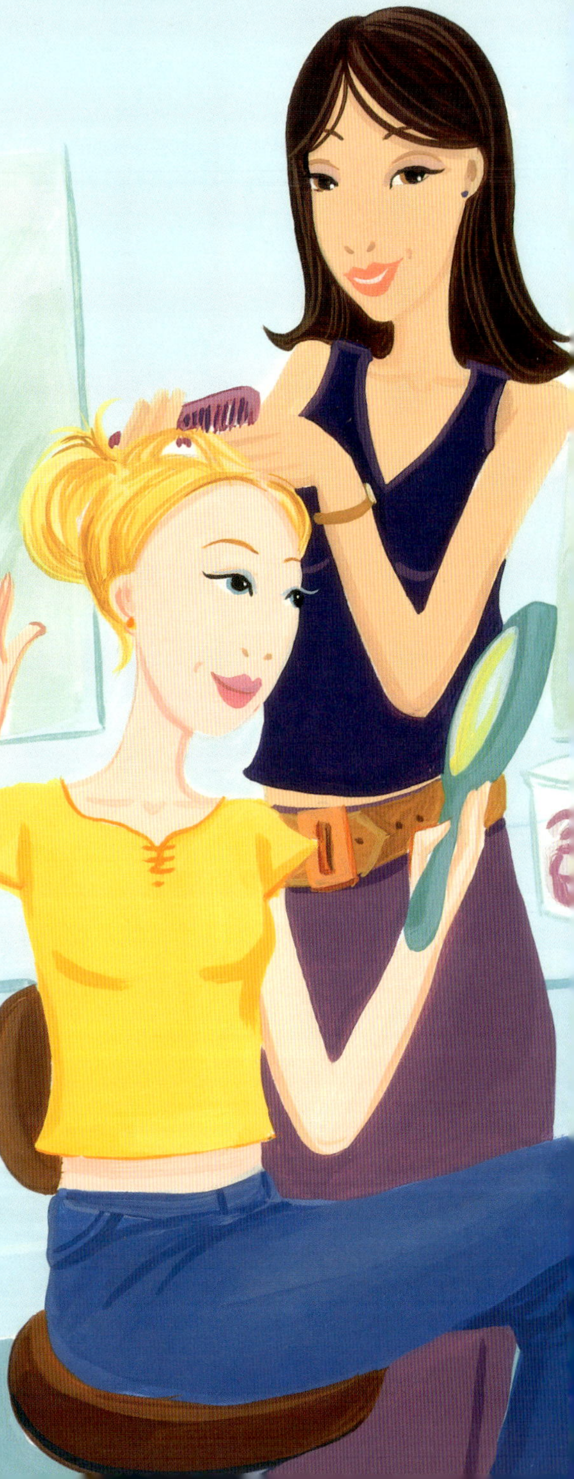

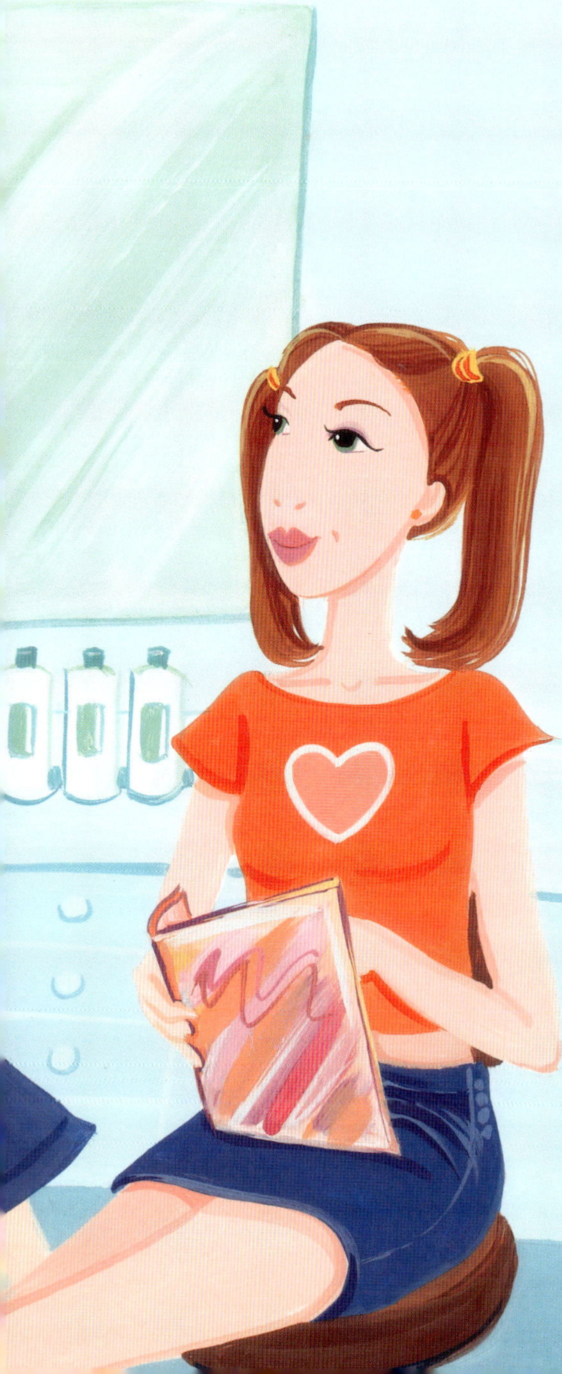

diras, trouvera ce que tu aimes. Montre-lui les photos que tu as apportées. Une image décrit toujours mieux un style que des mots. Le ou la styliste te dira si le style que tu as choisi te conviendra pour toi. Ne panique pas si on te dit non. En continuant à discuter, tu seras en mesure de trouver un style que tu aimes et que ton styliste peut transformer en réalité.

Lors de ton rendez-vous

Relaxe-toi et profites-en! Ta ou ton styliste sait ce que tu veux et peut s'occuper de la coupe. Reste quand même aux aguets pour voir ce qu'on fait à tes cheveux pendant qu'ont les coupes. Si tu es mal à l'aise à un moment ou à un autre, n'hésite pas à parler. Un(e) bon styliste préfère que tu lui dises ce que tu penses plutôt que de te voir demeurer muette pour ensuite être déçue des résultats. Observe attentivement comment ton (ta) styliste sèche et coiffe tes cheveux. Demande-lui les produits utilisés et prends conseil sur les moyens d'obtenir les mêmes résultats à la maison. N'aie pas peur de prendre des notes si tu penses oublier quelque chose. Tu seras bien contente de l'avoir fait!

Retour à la maison

Si tu es heureuse du résultat, n'oublie pas de le dire à ta (ton) styliste ; lors de ta prochaine visite, elle (il) se souviendra de ce que tu as aimé.

Styles de coiffure

Dans les pages qui suivent, tu trouveras des styles de coiffure qui conviennent à toutes les humeurs et occasions. Tu recherches un look de tous les jours? Consulte la section Styles au quotidien de la page 34. Tu souhaites un look un peu plus audacieux? Passe à la section Styles pour sortir, en page 48. Et si le glamour t'attire? Arrête-toi aux Styles spéciaux de la page 62. Chaque section contient 10 styles superbes, c'est donc presque certain que tu en trouveras au moins un pour toi!

Astuce brillante

Tu as les bleus parce que ta texture de cheveux ne s'harmonise pas avec le style que tu souhaites? Ne t'en fais plus, les fers à friser et les sèche-cheveux sont là pour ça! Feuillette les pages 22 à 25 pour lire des conseils sur les produits et appareils que tu peux utiliser pour rendre tes cheveux plus bouclés ou plus raides. Pour sécher tes cheveux raides comme de la paille, tu peux aussi consulter Tout simplement chic à la page 59. Reviens ensuite au style que tu aimes et lance-toi!

Symboles des types de cheveux

Ces symboles pratiques t'indiqueront quels types de cheveux conviennent le mieux à chaque style. Prend quelques minutes pour te familiariser avec eux ; tu trouveras ensuite plus facilement les styles qui sont pour toi.

Quelle longueur doivent avoir tes cheveux pour qu'un style leur convienne? Ces symboles indiquent :

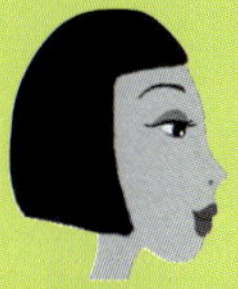

Cheveux au menton ou plus courts

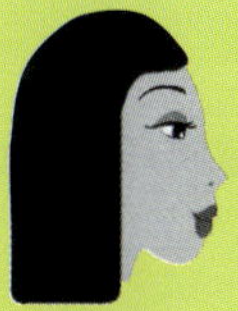

Cheveux entre le menton et les épaules

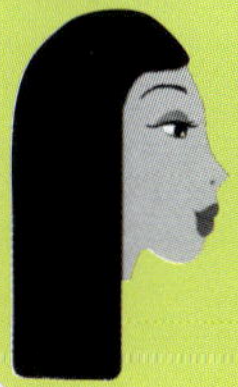

Cheveux plus longs qu'aux épaules

Et que dire des textures? Les voici :

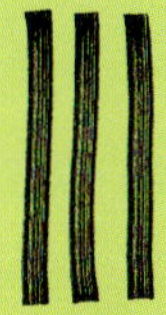

Cheveux raides

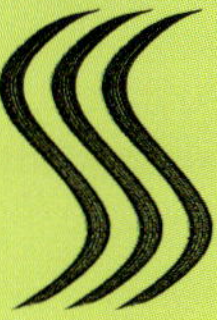

Cheveux ondulés ou légèrement bouclés

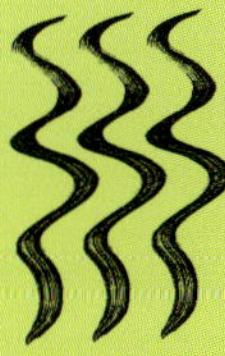

Cheveux très bouclés ou qui frisottent

Qui veux-tu être aujourd'hui ?

La façon dont tu coiffes tes cheveux devrait dépendre totalement de la façon dont tu te sens et de ce que tu fais. Tu aimerais peut-être un look spécial pour une fête ou un événement spéciale (chanceuse !), ou un style plus décontracté pour une soirée entre amies.

Pour trouver le look qui te convient parfaitement, réponds aux questions de ce quiz simple. Lorsque tu auras terminé, additionne tes points pour déterminer ton pointage. Ton pointage t'indiquera quelle section de styles consulter. Tu pourras choisir parmi 10 styles dans chaque section !

1. Lequel des énoncés suivants décrit le mieux ce que tu portes aujourd'hui ?
   - A) Jogging et sweat-shirt confortables.
   - B) Jeans et t-shirt original.
   - C) Ta nouvelle et absolument superbe jupe.

2. Où vas-tu aujourd'hui ?
   - A) À l'école, puis, une amie revient à la maison avec toi.
   - B) Tu t'en vas magasiner avec tes amies.
   - C) À la maison. Tu dois te préparer pour la fête de l'année qui a lieu ce soir !

3. Lequel de ces styles décrit le mieux ton look du jour?

A) Mignonne et décontractée. Le confort est la clé, mais tu veux quand même être superbe!

B) Hippie revenue des années 1970. Jolie et naturelle.

C) Glamour comme une star de cinéma. Tu as envie de te parer de tes plus beaux atours!

4. Assoiffée? Quelle est ta boisson de choix aujourd'hui?

A) Un chocolat chaud, extra guimauves. Miam!

B) Une boisson frappée débordante de fruits. Saine et délicieuse!

C) Quelque chose qui contient des bulles. Peut-être un seltzer avec jus de canneberge et lime.

5. Quel genre de film aimes-tu regarder?

A) Un film de Disney. Tu as toujours besoin de quelque chose de gentil!

B) Un film d'aventures. Tu adores l'action.

C) Une romance hollywoodienne. Tout pour le glamour!

Ton pointage:

Accorde-toi 1 point pour chaque réponse A, 2 points pour chaque réponse B et 3 points pour chaque réponse C.

5 à 8 points
Tu souhaites te détendre et être toi-même aujourd'hui. Tu souhaites être à l'aise, mais ça ne veut pas dire que tu ne veux pas avoir un look branché pour autant. Consulte les Styles au quotidien de la page 34 et choisis un style sensass peu importe ce que tu feras!

9 à 11 points
Tu te sens funky? Tu es prête à montrer ton sens unique du style avec une coiffure qui laisse transparaître ta personnalité. Consulte les Styles pour sortir en page 48, tu y trouveras 10 looks parfaits pour toi. Vas-y, lance toi!

12 à 15 points
Déroulez le tapis rouge! Tu es d'une humeur glamour. Tu as besoin d'un style éblouissant; la touche de finition parfaite. Que ce soit le temps d'une fête de fin d'études, l'heure du cinéma avec une personne spéciale ou tout simplement une journée normale qui a besoin d'un petit coup de pouce, consulte les Styles spéciaux de la page 62 pour trouver 10 looks qui te feront briller comme une étoile!

STYLES au quotidien

Ces styles conviennent lorsque tu vaques à tes affaires courantes. Ils sont tous parfaits pour l'école, mais aussi pour le cour de danse, pour aller nager et même pour faire du sport.

Fluide et naturel

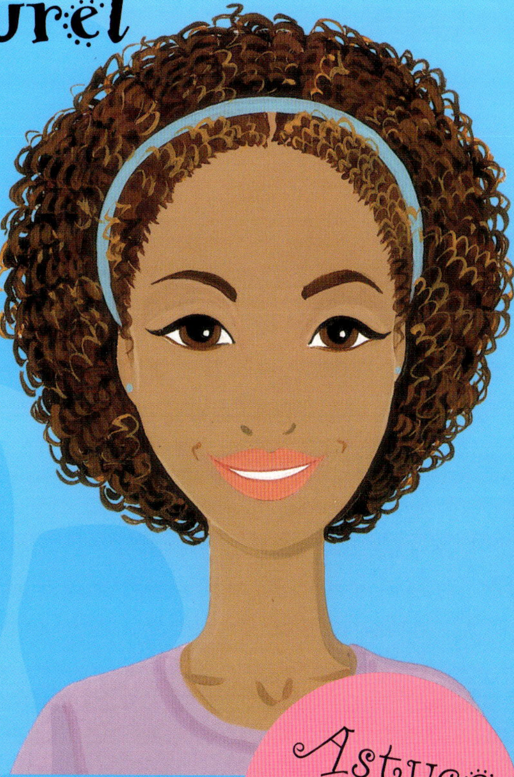

Ce qui est le plus génial avec ce style est le contraste entre l'avant très lisse et l'arrière très volumineux. Il est parfait pour ces moments où tu n'as pas le temps de coiffer tes cheveux.

CONVIENT AUX

Longueurs

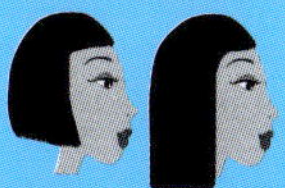

Textures

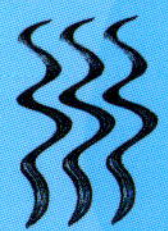

1. Ajoute une goutte de gel dans tes cheveux mouillés, puis utilise l'extrémité d'un peigne pour délimiter une section de 5 cm de largeur.

2. Trace une raie centrale à l'avant de la bande et peigne-la d'un côté ou l'autre avec un peigne fourchette. Si tu as de la difficulté à les aplatir, utilise des pinces à cheveux pour maintenir les cheveux près de ta tête.

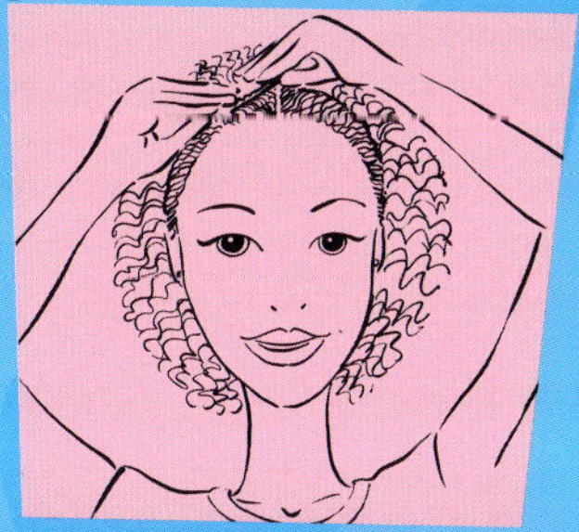

3. Soulève la portion arrière pour favoriser l'ondulation naturelle. Tu peux utiliser le sèche-cheveux avec un diffuseur pour plus de volume.

Astuce

Un joli bandeau ou serre-tête t'aidera à garder lissée la portion avant des cheveux.

Nattes larges

Faire des nattes dans des cheveux très épais ou très bouclés te donnera un look très mignon. C'est un excellent style si tes cheveux sont frisés et incontrôlables.

CONVIENT AUX

Longueurs

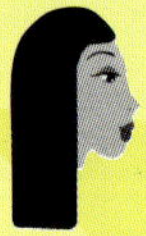

Textures

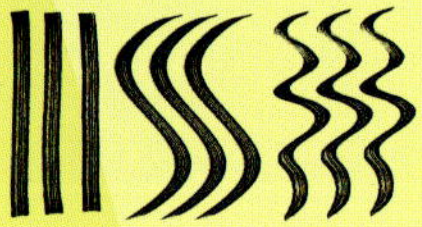

1. Utilise l'extrémité du peigne pour tracer une raie centrale ou sur le côté qui va jusqu'à l'arrière de ta tête, et qui divise tes cheveux en deux sections.

2. Divise chaque côté en trois mèches. Commence à natter en croisant la mèche de gauche sur la mèche centrale, puis la mèche de droite sur la mèche centrale.

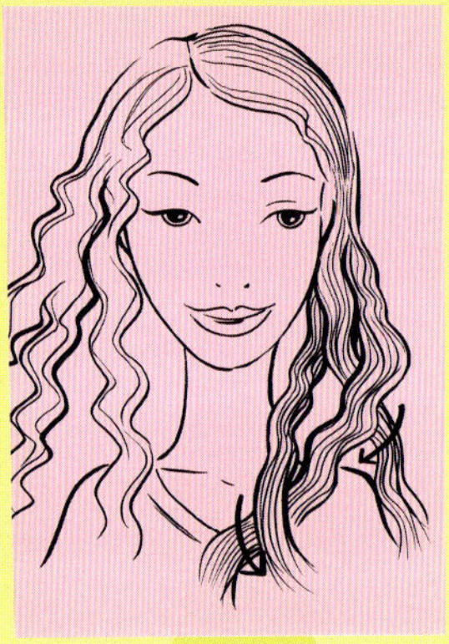

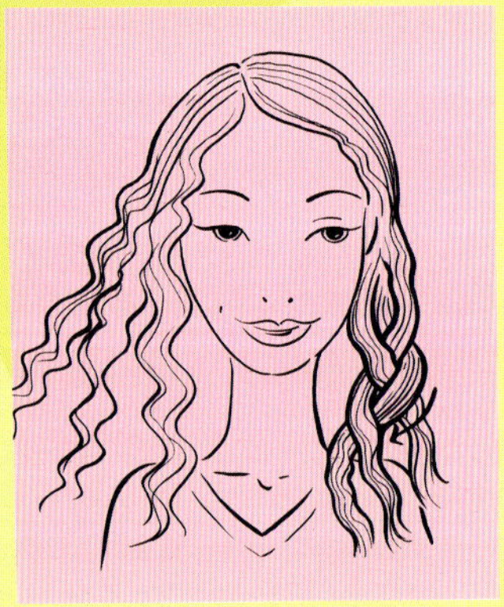

3 Répète jusqu'au bout des mèches. Attache chaque natte avec un élastique pour cheveux qui s'agence à la couleur de tes cheveux—l'élastique sera ainsi pratiquement invisible ; ou encore laisse les extrémités détachées pour un look plus doux.

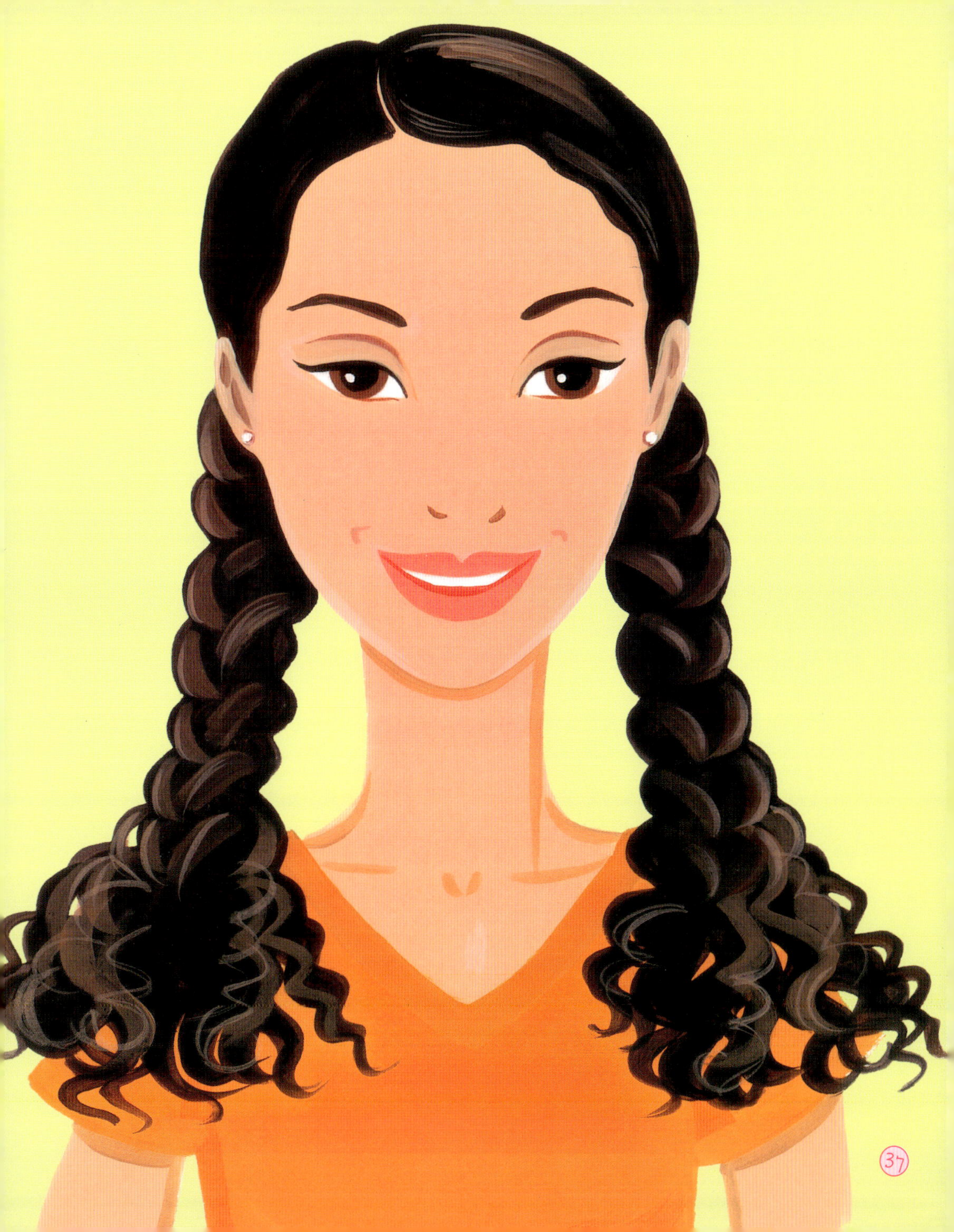

Queue de cheval parfaite

Si tu portes une queue de cheval chaque jour, voici une façon hyper facile de donner un nouveau ton à ton style préféré.

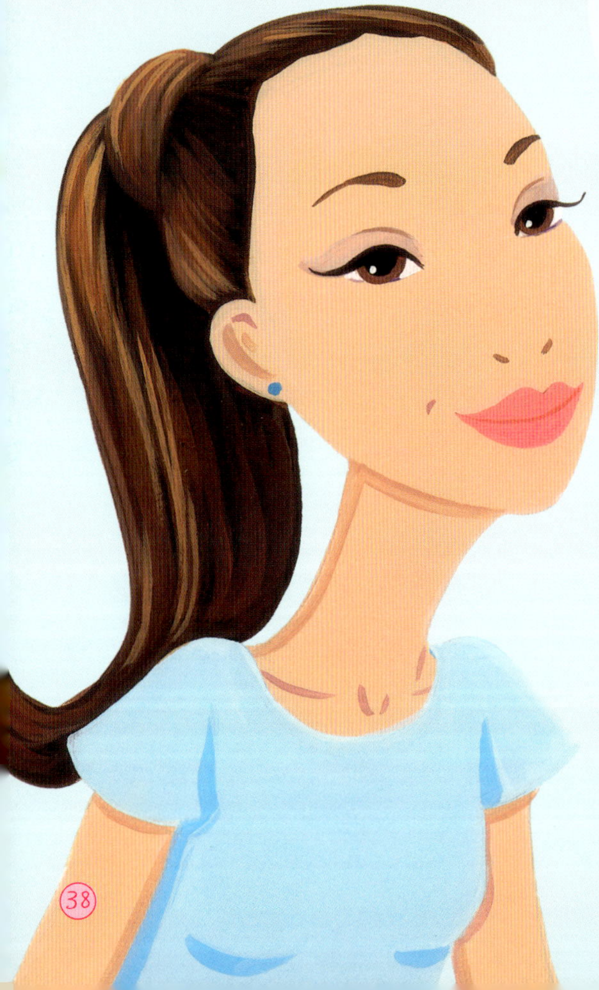

CONVIENT AUX

Longueurs | Textures

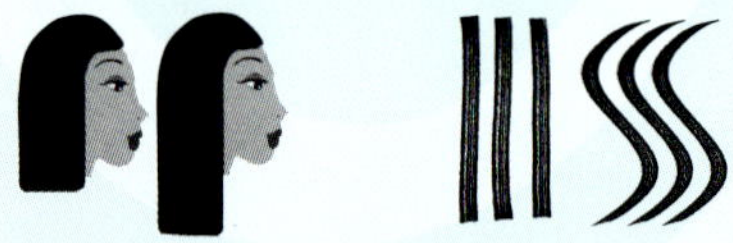

1. Peigne tes cheveux en une queue de cheval très haute. Attache la queue de cheval avec un élastique, en laissant une longue mèche de cheveux non attachés sous la queue de cheval.

2. Enroule la mèche de cheveux autour de l'élastique de trois à quatre fois, en veillant à recouvrir l'élastique complètement.

3. Insère le bout de la mèche dans l'élastique en la tirant pour qu'elle fasse partie, de nouveau, de la queue de cheval. Peigne la queue de cheval.

Le X indique l'emplacement

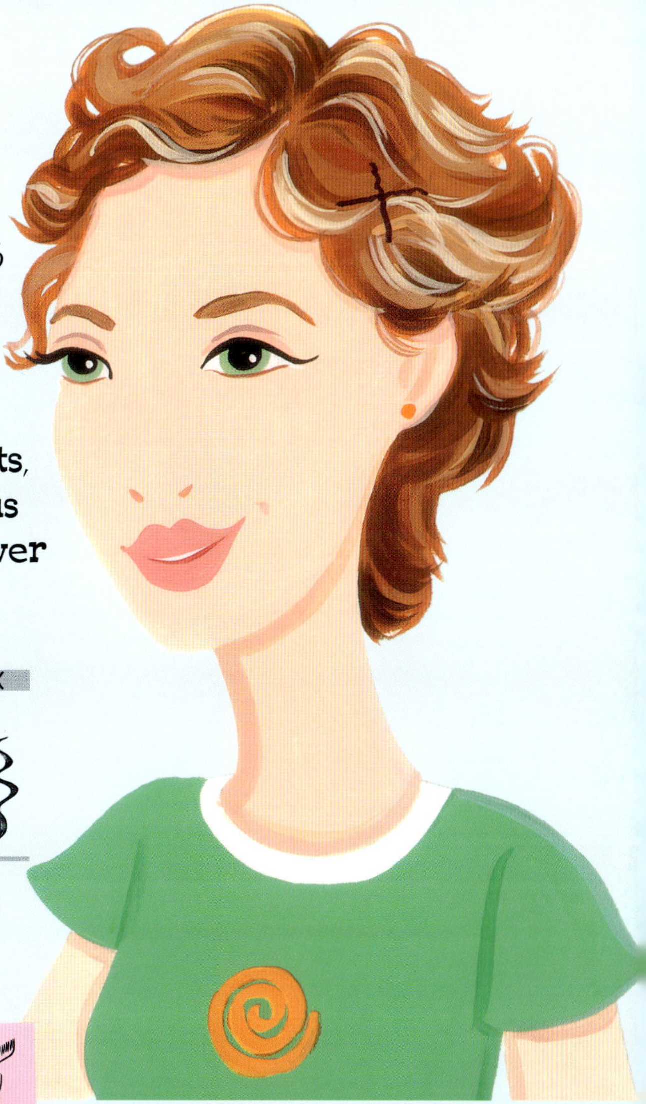

Ce style est idéal pour les cheveux courts, en particulier si tu n'as pas le temps de les laver et de les coiffer.

CONVIENT AUX

Longueurs

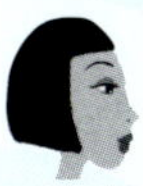

Textures

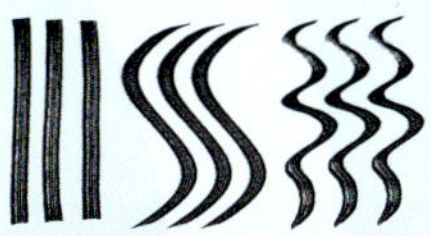

1. Réchauffe une petite quantité de cire dans tes paumes et applique-la sur tes cheveux pour les gonfler un peu.

2. Utilise l'extrémité d'un peigne pour diviser tes cheveux en trois sections : le dessus et les deux côtés.

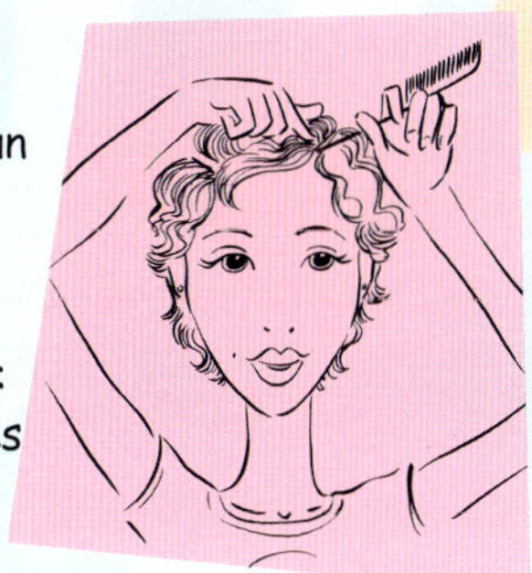

3. Peigne le dessus vers l'arrière et les côtés vers le bas. Utilise les pinces en les fixant en croix pour maintenir les cheveux de chaque côté de ton visage.

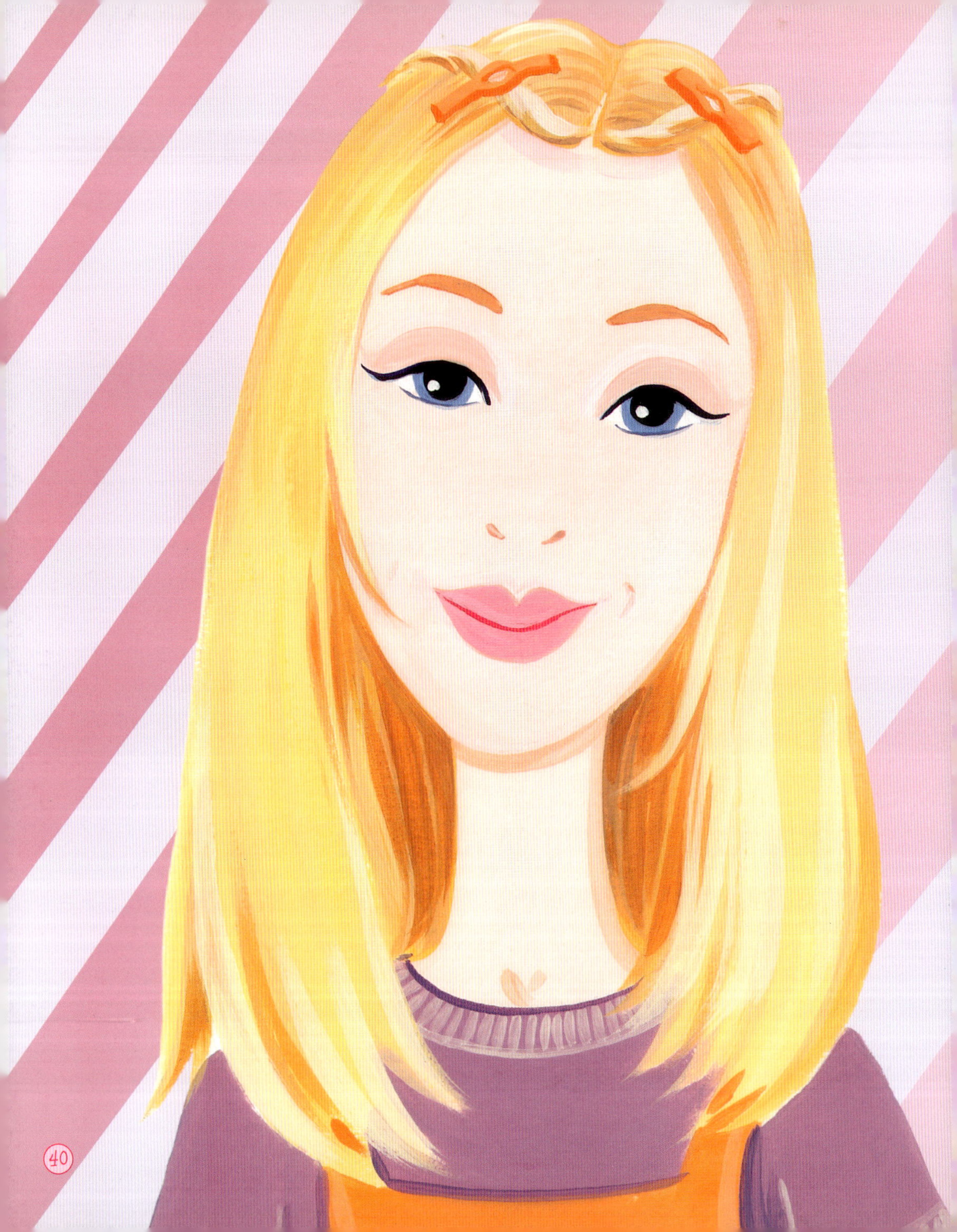

Twist

Si tu fais allonger ta frange (ton toupet) ou si tes cheveux se retrouvent toujours dans tes yeux, ce style est tout indiqué pour toi. Tu peux donc porter tes cheveux détachés!

CONVIENT AUX

Longueurs Textures

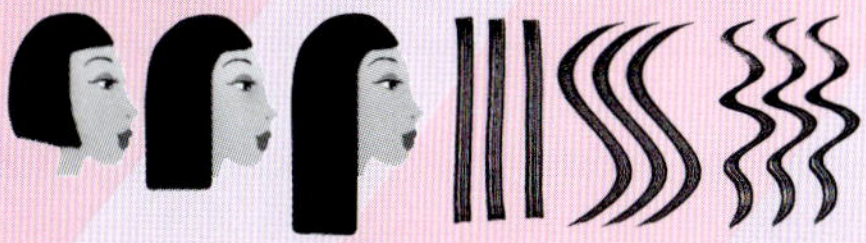

Astuce bouillonnante

Si tu as le temps, ajoute une seconde torsade de chaque côté!

1. Brosse tes cheveux (utilise un peigne fourchette si tes cheveux sont bouclés). Trace une raie bien droite au centre, à l'aide du bout du peigne.

2. Prend une petite mèche de cheveux à l'avant, de chaque côté, et torsade-la délicatement.

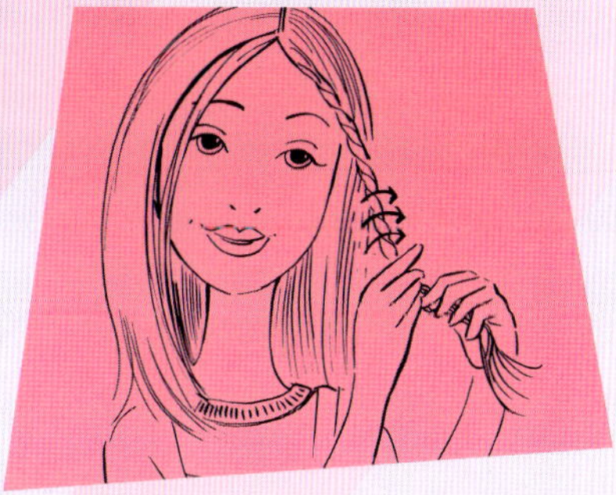

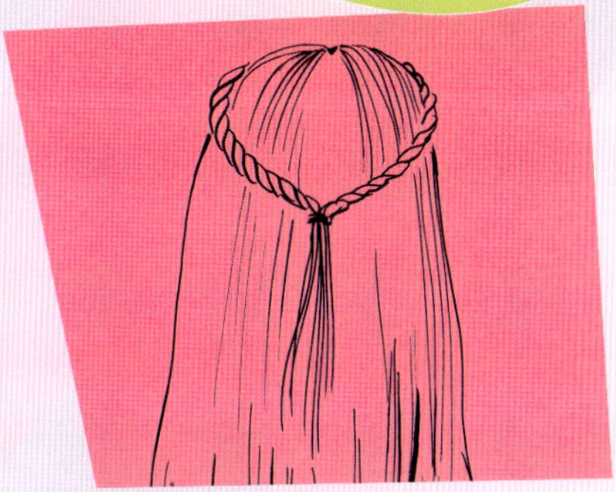

3. Utilise un élastique pour attacher les deux torsades ensemble, à l'arrière.

4. Choisis deux de tes barrettes préférées pour pincer à l'avant de chaque torsade. Super!

Se sentir dingo

Fatiguée des queues de cheval et des nattes ? Cette variation est tout aussi facile mais deux fois plus funky. Superbe avec une frange, très branchée sans !

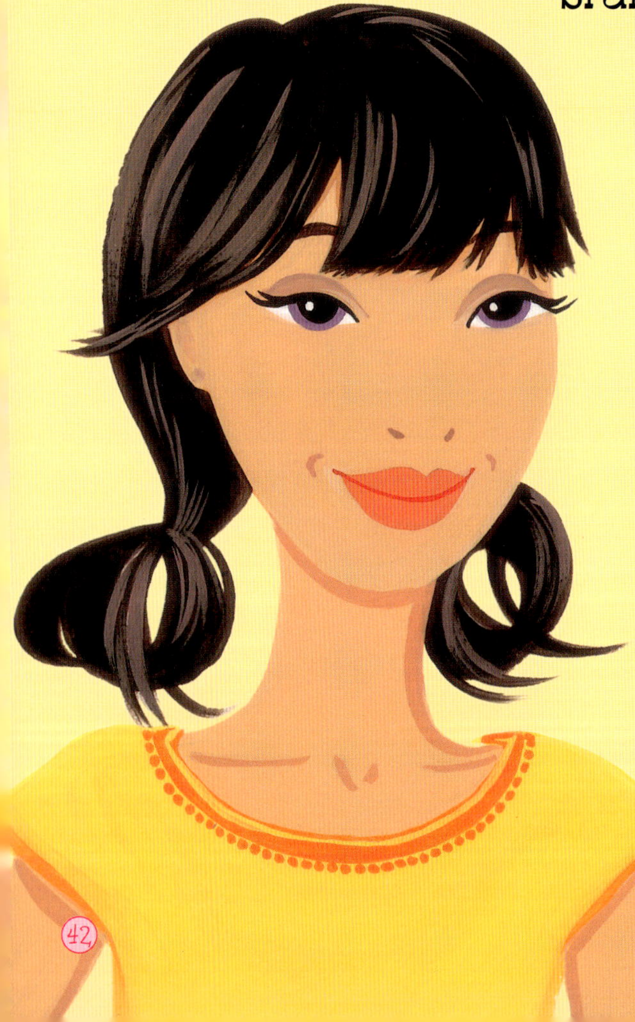

CONVIENT AUX

Longueurs

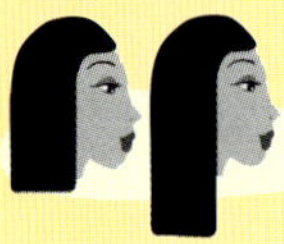

Textures

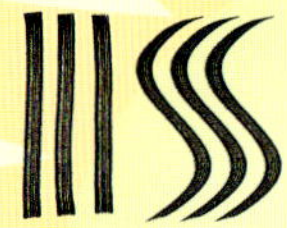

1. Brosse tes cheveux puis divise-les en deux nattes basses. Attache-les avec des élastiques.

2. Fais passer chaque natte une deuxième fois dans l'élastique, mais ne tire pas tes cheveux complètement.

3. Utilise tes doigts pour faire des boucles de la même taille.

Astuce

Torsade un peu les nattes avant de les faire passer dans l'élastique une seconde fois. Cela donnera un look encore plus super aux boucles.

Chignon gypsy

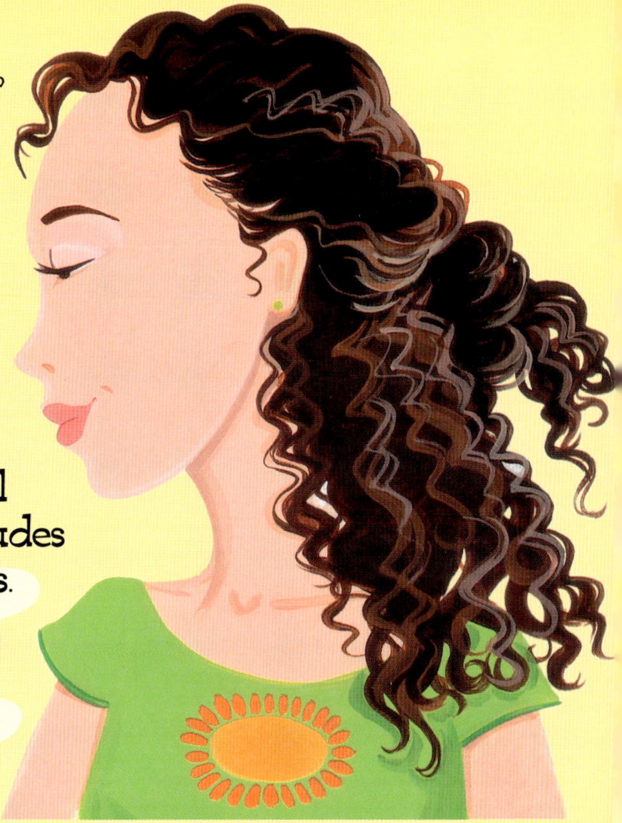

Filles hippies, écoutez bien ! Ce style est sensationnel avec une longue jupe ample ou des jeans hippie et une blouse de style paysan. Il est parfait pour les chaudes journées d'été tranquilles.

CONVIENT AUX

Longueurs

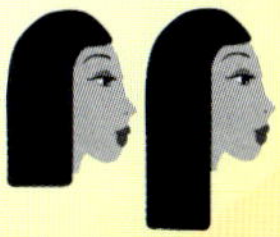

Textures

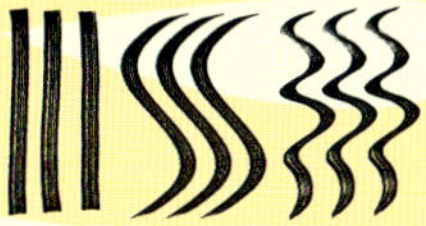

1. Rassemble la section supérieure de tes cheveux en une queue de cheval, à l'arrière, que tu fixeras avec un élastique.

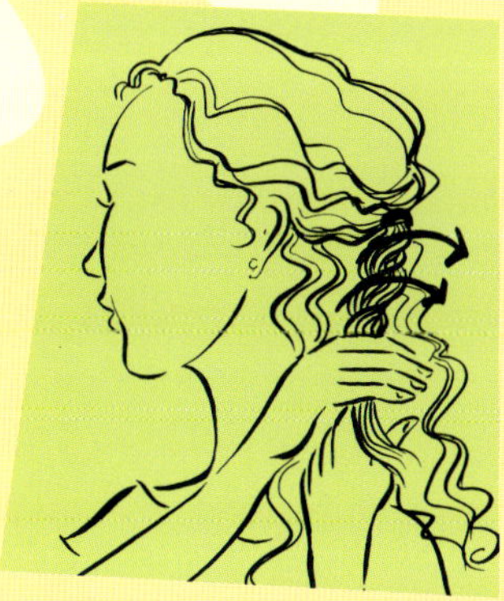

2. Torsade la queue de cheval jusqu'à ce qu'elle s'enroule naturellement.

3. Lorsque cela se produit, enroule les cheveux en un chignon.

4. Attache le chignon en insérant des pinces de l'extrémité des mèches jusqu'au centre du chignon. Tire quelques mèches pour adoucir le look.

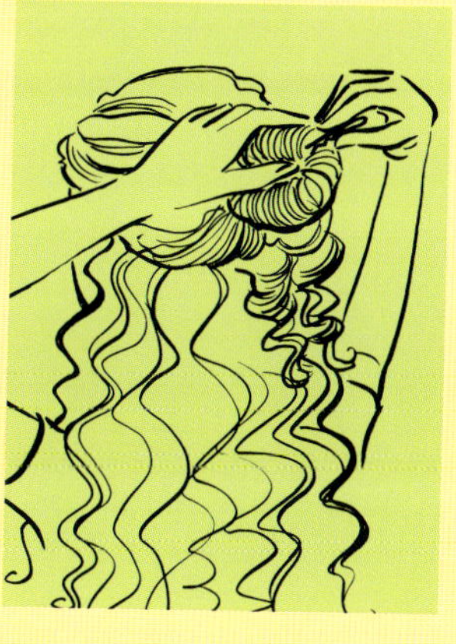

Tresse en corde

Les tresses normales sont « out » ! Pourquoi te contenter de l'ordinaire alors que cette nouvelle tresse est si simple ? Si tu as les cheveux raides, fais cette tresse alors que tes cheveux sont humides. Tu hériteras de superbes vagues le lendemain. Deux styles pour le prix d'un !

Astuce

Ce style est plus joli avec des cheveux dont la longueur est uniforme.

CONVIENT AUX

Longueurs

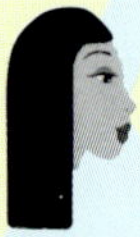

Textures

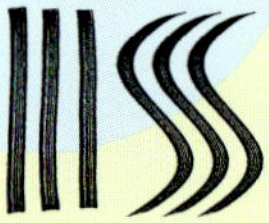

1. Peigne tes cheveux vers l'arrière en une queue de cheval basse que tu fixes avec un élastique. Divise maintenant la queue de cheval en trois mèches que tu peigneras pour les lisser.

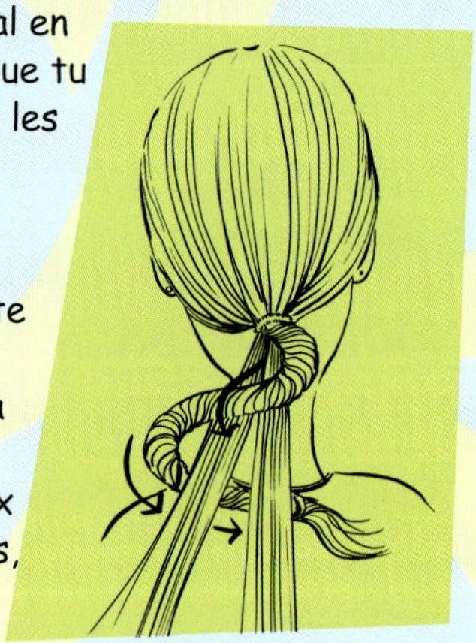

2. Torsade la mèche de droite vers la droite. Ensuite, fais-la passer par-dessus les deux autres sections, puis sous la queue de cheval vers la droite.

3. Répète exactement la même chose avec les mèches du centre et de gauche.

4. Répète les étapes 2 et 3 jusqu'à ce que tu n'aies plus de cheveux à tresser ! Attache l'extrémité de la tresse avec un joli élastique.

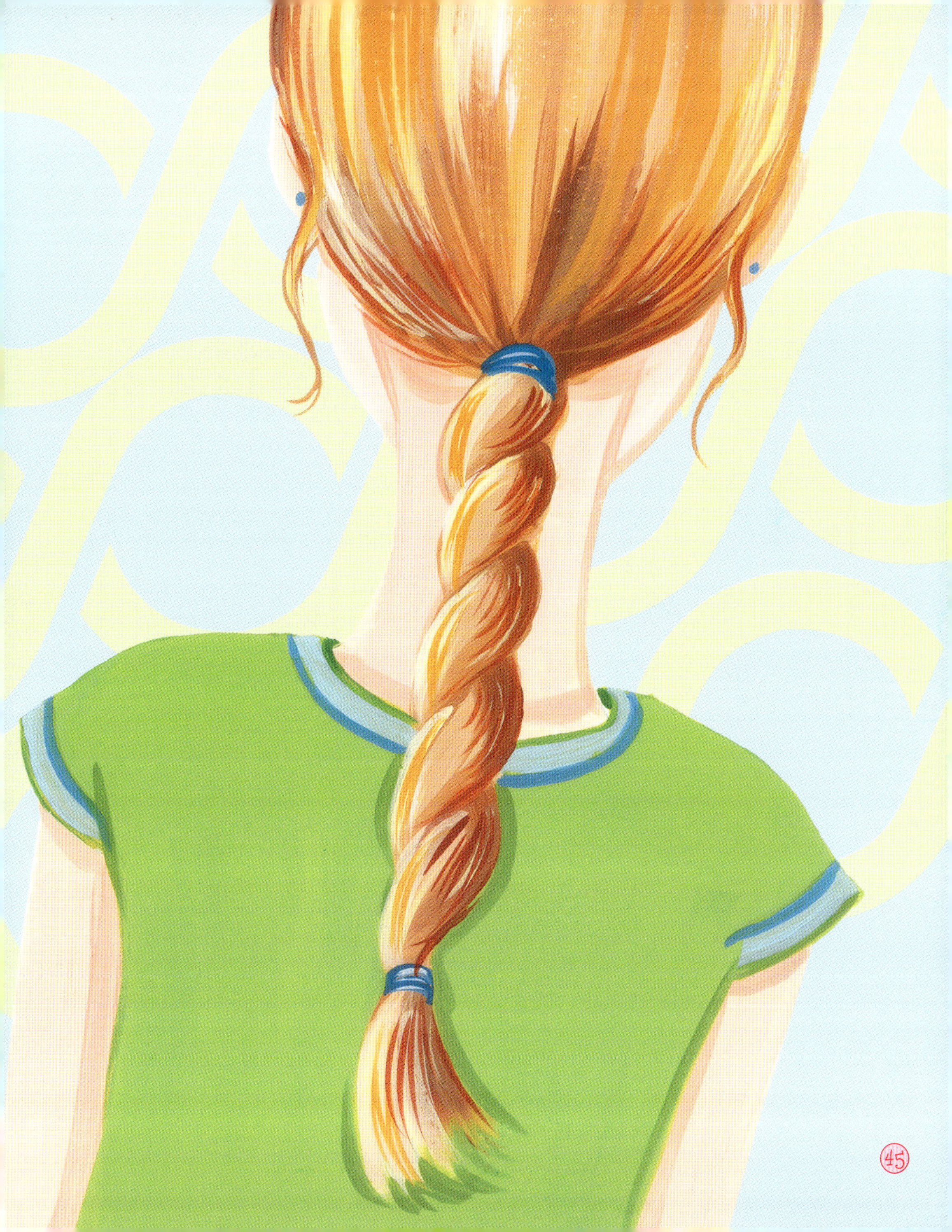

Jolies nattes

Ce style est parfait lorsque tu n'as pas envie d'avoir les cheveux dans le visage, mais que tu ne veux pas te contenter de nattes ordinaires.

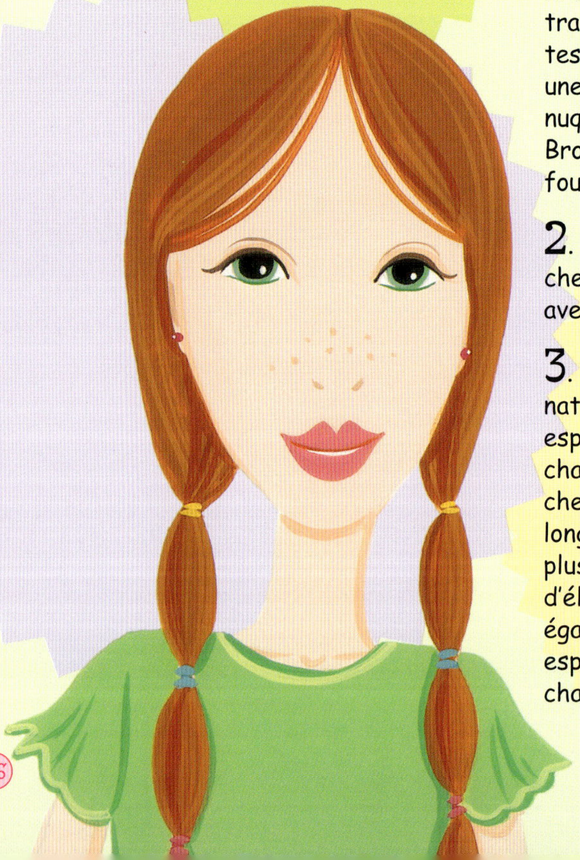

CONVIENT AUX

Longueurs

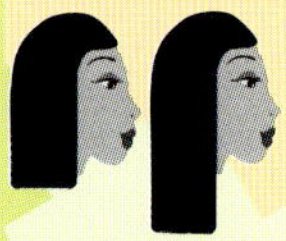

Textures

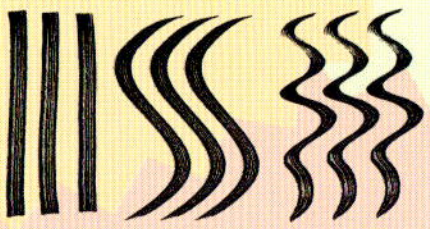

1. Utilise l'extrémité d'un peigne pour tracer une raie au centre. Ensuite, tire tes cheveux en deux nattes régulières, une de chaque côté, à la base de la nuque. Attache-les avec des élastiques. Brosse les nattes à l'aide d'un peigne fourchette si tu as les cheveux bouclés.

2. Ajoute un deuxième élastique à mi-chemin de la première natte. Termine avec un élastique à la fin de la natte.

3. Répète l'opération pour la deuxième natte, en veillant à conserver le même espace entre les élastiques pour chaque natte. (Si tes cheveux sont très longs, ajoute plus d'élastiques, également espacés, sur chaque natte.)

Astuce brillante

Utilise des élastiques de la même couleur sur chaque natte ou mélange les couleurs pour un look plus maboul.

Nœuds soignés

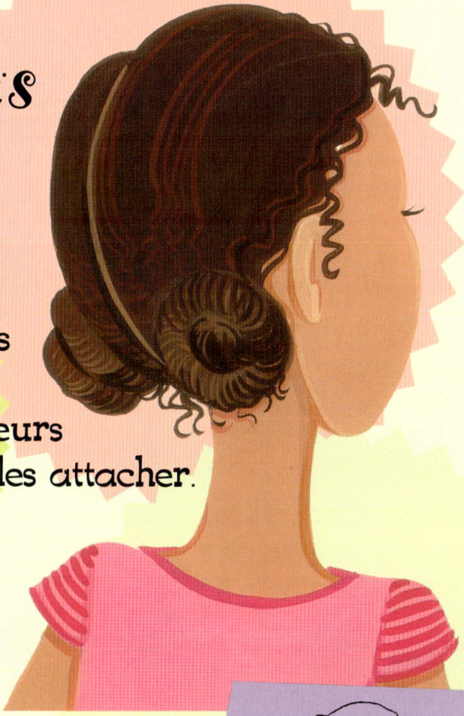

Ce style convient à des cheveux dont la longueur dépasse les épaules. Les filles aux cheveux ondulés et bouclés devraient torsader leurs nattes très serrées avant de les attacher.

CONVIENT AUX

Longueurs

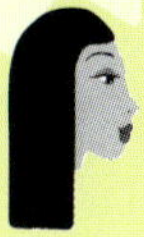

Textures

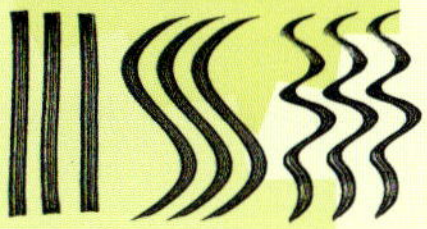

1. Utilise l'extrémité d'un peigne pour tracer une raie au centre. Fais une natte de chaque côté de ta tête et attache-les à la base de ton cou avec des élastiques.

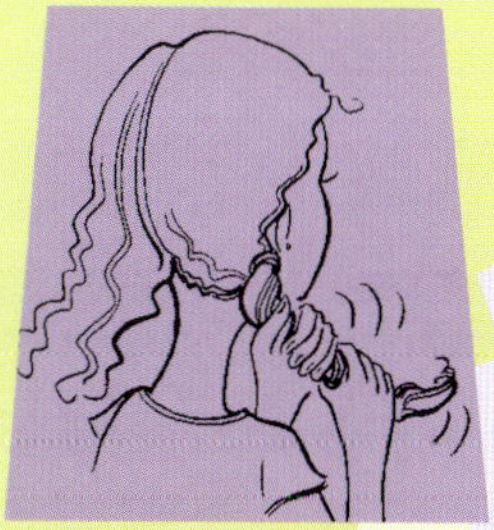

2. Torsade la première natte jusqu'à ce qu'elle s'enroule naturellement. Lorsque cela se produit, attache tes cheveux en un nœud (comme tu le ferais avec une corde), avec la natte aussi près de l'élastique que possible.

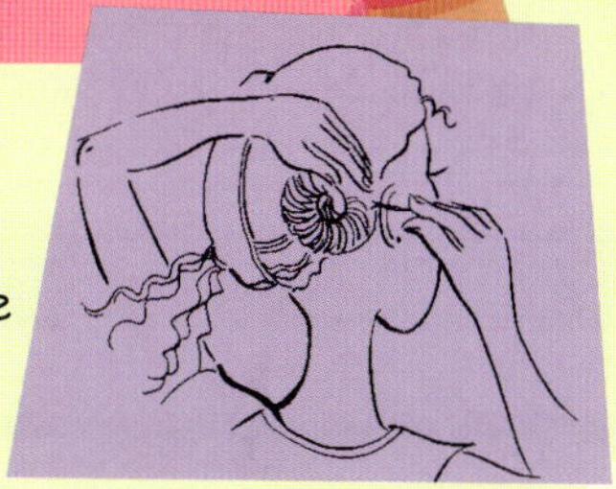

3. Enroule le reste de la natte autour du nœud et fixe des pinces à cheveux dans l'extrémité de la mèche et vers le centre du nœud. Ajoute plus de pinces, jusqu'à ce que le nœud soit bien fixé. Fais le second nœud de la même façon.

Astuce brillante

Décore les nœuds avec des élastiques colorés en tissu, des fleurs ou des petites pinces avec pierres du Rhin.

STYLES pour sortir

Ces styles de coiffure te donneront un look décontracté mais assurément branché. Ils sont de mise aussi bien lors du shopping que pour aller au cinéma, et même à une fête. Ton style week-end ne sera plus jamais le même!

Tresses punky

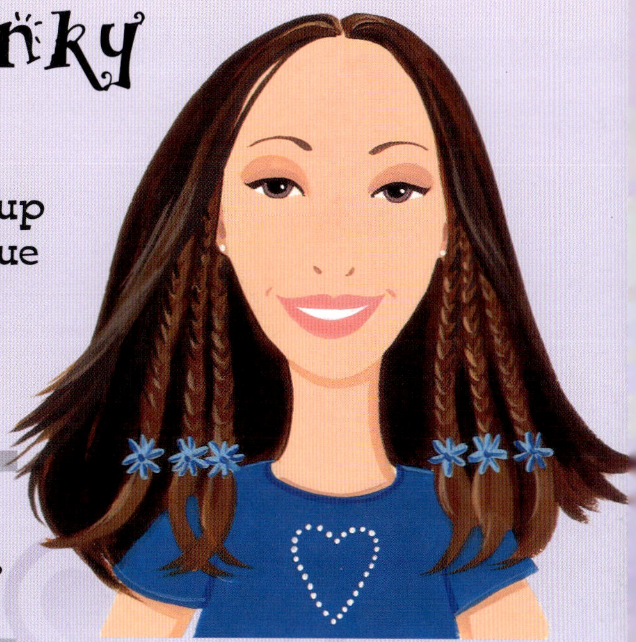

Ce style est beaucoup plus rapide et facile que le tressage de toute ta chevelure, et il est tout aussi branché.

CONVIENT AUX

Longueurs

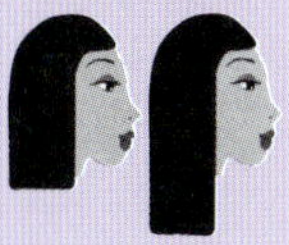

Textures

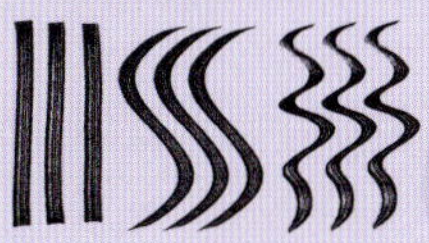

1. Brosse tes cheveux pour éliminer les frisettes (utilise un peigne fourchette si tu as les cheveux bouclés), sers-toi ensuite de l'extrémité du peigne pour tracer une raie centrale.

2. Rassemble tous tes cheveux, à l'exception du tiers du dessous, en une queue de cheval pour libérer le chemin.

3. Divise les cheveux non attachés en six mèches, trois de chaque côté. Pince chaque mèche individuellement pour éviter qu'elles ne se mélangent.

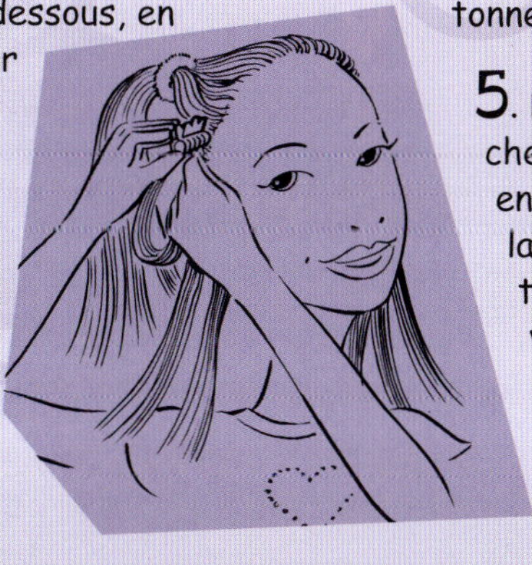

4. Fais une tresse avec chaque mèche, aussi serrée que possible, que tu arrêtes à environ 5 cm de la pointe. Attache chaque tresse avec un petit élastique, puis ajoute une plus grosse pince qui maintiendra les tresses vers le bas et leur donnera un look du tonnerre!

5. Détache la queue de cheval, brosse tes cheveux en les tenant en l'air puis laisse-les retomber. Les tresses se laisseront voir sous les cheveux détachés.

Torsades et boucles

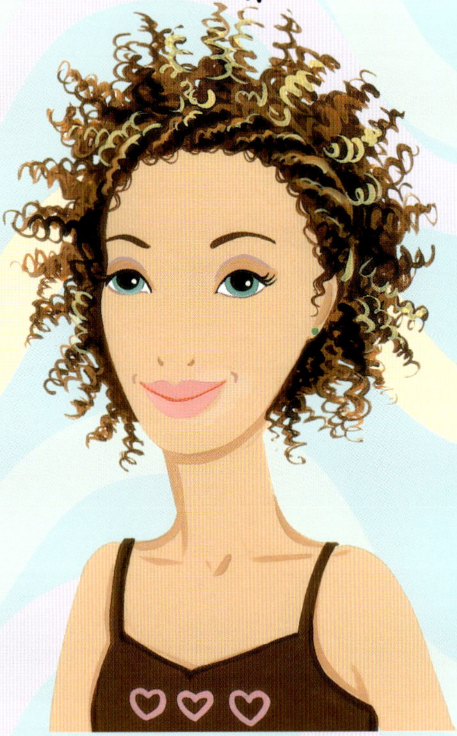

Wow! Ce style unique combine les torsades à tes boucles naturelles.

CONVIENT AUX

Longueurs

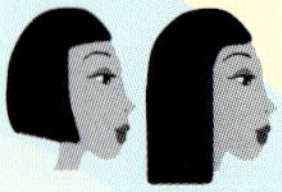

Textures

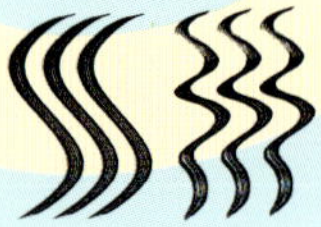

1. Peigne tes cheveux à partir de la ligne de contour de ta chevelure (utilise un peigne fourchette si tu as les cheveux bouclés), puis utilise la tige d'un peigne pour diviser en six bandes égales la portion avant de tes cheveux.

2. En travaillant une section à la fois, torsade tes cheveux à partir de la ligne de contour, en prenant des cheveux de chaque côté au fur et à mesure que tu torsades.

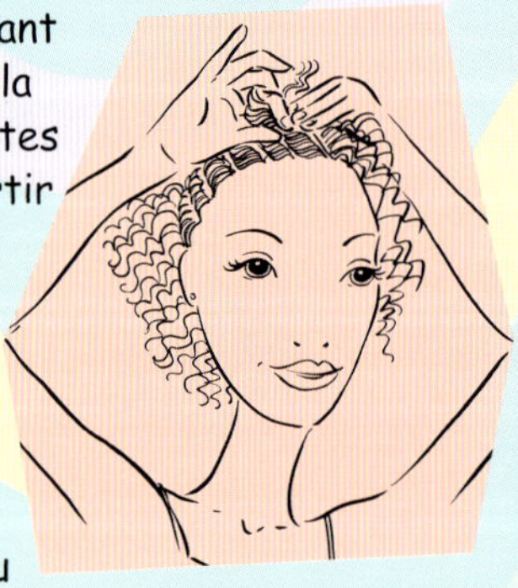

3. Attache l'extrémité de chaque torsade avec un petit élastique pour les cheveux, puis fixe-les sur ta tête à l'aide de pinces au travers des élastiques. Laisse 5 cm de cheveux à l'arrière.

4. Mouille la section arrière avec un peu d'eau, puis sèche avec un diffuseur (si tu en as un) pour accentuer autant que possible les boucles !

Accessoirise !

Choisir une seule déco pour cheveux ? Pas question ! Montre toutes tes barrettes et pinces préférées en même temps grâce à ce style facile et unique, particulièrement joli avec des cheveux raides et lisses.

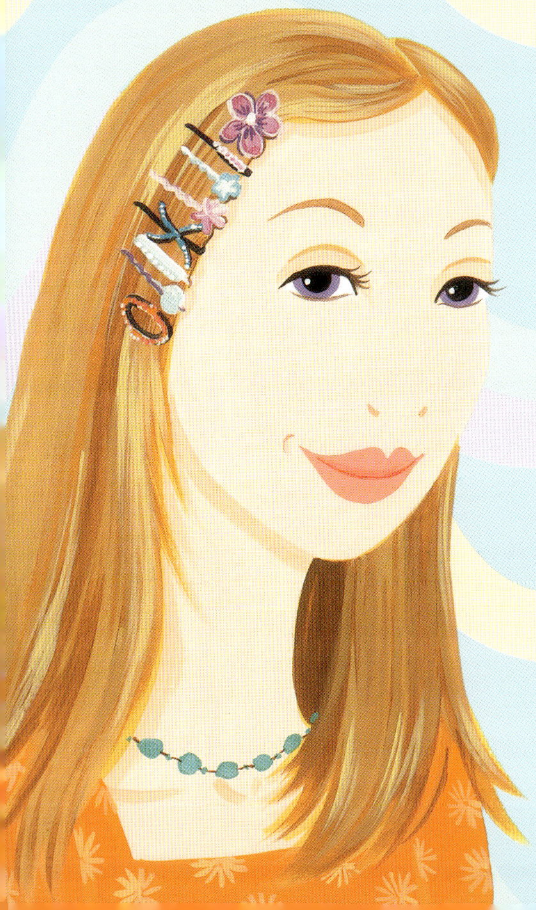

CONVIENT AUX

Longueurs Textures

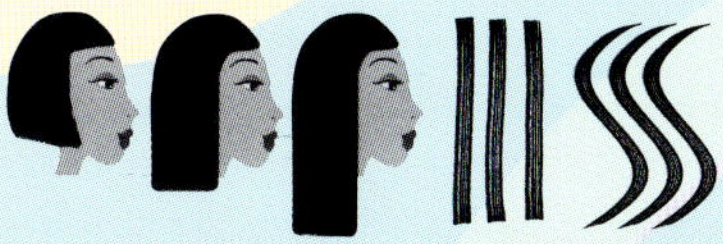

1. Avant de commencer, sèche tes cheveux pour qu'ils soient ultra raides. Sèche par mèches, tirant chacune à l'aide d'une grosse brosse ronde, pour de meilleurs résultats.

2. Utilise l'extrémité d'un peigne pour tracer une raie au centre ou sur le côté. Assure-toi que la raie est bien droite.

3. Maintenant, la partie amusante ! Choisis plusieurs de tes barrettes et pinces préférées, puis fais-les glisser en position, en commençant par le haut, vers le bas. Laisse l'autre côté complètement détaché, pour créer un contraste très esthétique.

Longues torsades

Un moyen idéal d'obtenir un look funky lorsque tu souhaites porter tes cheveux détachés.

CONVIENT AUX

Longueurs	Textures
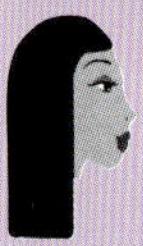	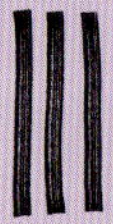

1. Utilise l'extrémité d'un peigne pour tracer une raie au centre, puis brosse bien tes cheveux.

2. Sépare trois mèches de chaque côté de ta tête, chacune de 2,5 cm de largeur, puis peigne-les pour qu'elles soient bien lisses. Pince les mèches pour qu'elle restent en place pendant que tu t'occupes des autres.

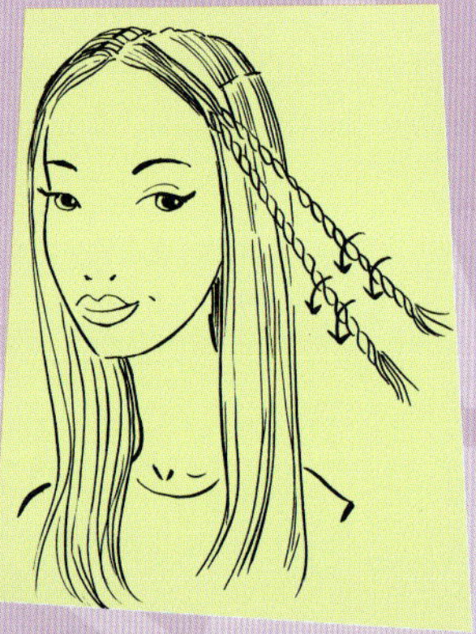

3. Saisis la première mèche et divise-la en deux. Torsade la première moitié seule, puis attache-la avec un élastique. Torsade ensuite la deuxième moitié, puis attache son extrémité avec un élastique.

4. Maintenant, torsade les deux mèches ensemble. Retire les deux élastiques, puis attache le bas de la torsade double avec un mini élastique. Répète pour chaque mèche.

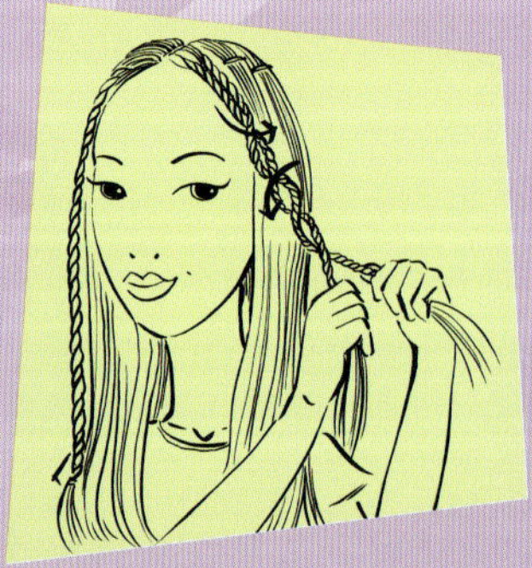

Astuce brillante

Personnalise ton style en utilisant une barrette aux couleurs vives pour retenir une torsade ou deux loin de ton visage.

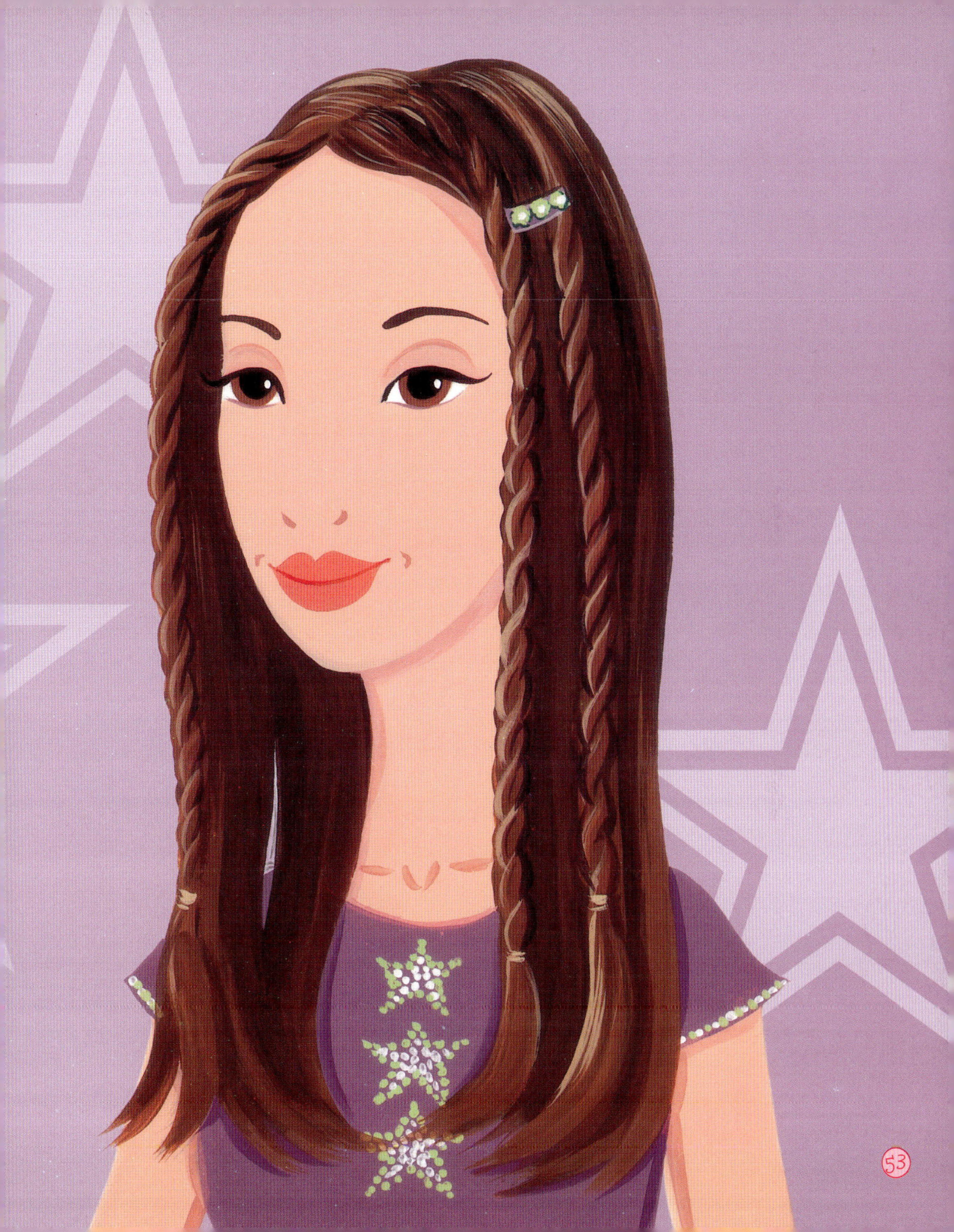

Nœuds massifs

Les cheveux bouclés sont parfois difficiles à coiffer. Finnis ces journées de cheveux horribles grâce à ces mignons chignons! Ce style convient également très bien aux filles dont les cheveux sont raides mais très épais.

Astuce

N'essaie pas de trop serrer les chignons. Ils doivent être aussi gros que possible!

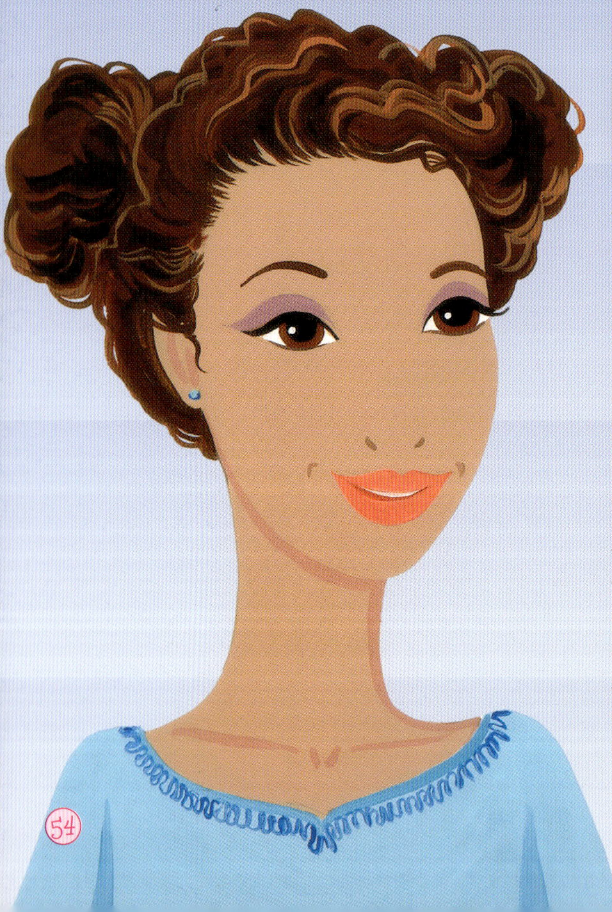

CONVIENT AUX

Longueurs

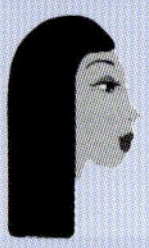

Textures

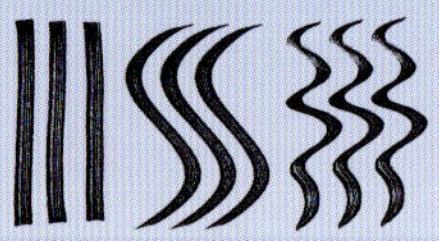

1. Peigne tes cheveux en les tirant vers l'arrière, puis divise-les en deux queues de cheval élevées, de chaque côté de ta tête, puis attache-les avec des élastiques.

2. Tresse la première queue de cheval, puis enroule la tresse autour de l'élastique.

3. Pince la tresse en position à l'aide de pinces. Tresse et attache la seconde queue de cheval de la même façon.

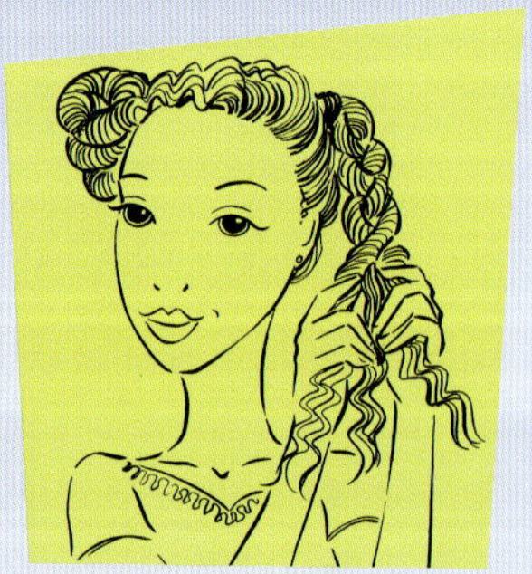

Couleur originale

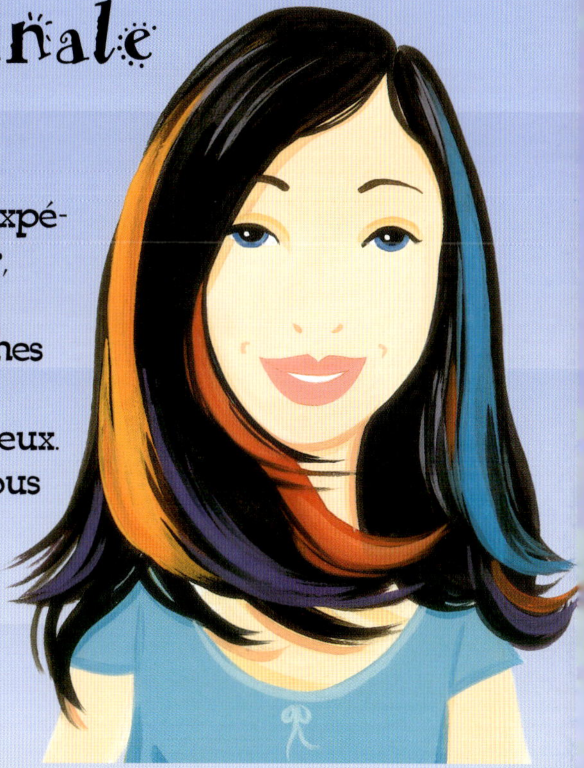

Enfin ! Voici un moyen d'expérimenter avec de la couleur, sans devoir teindre tes précieuses mèches. Ces mèches peuvent être réutilisées sur toutes les longueurs de cheveux. Comment avons-nous pu nous en passer pendant si longtemps ?

CONVIENT AUX

Longueurs Textures

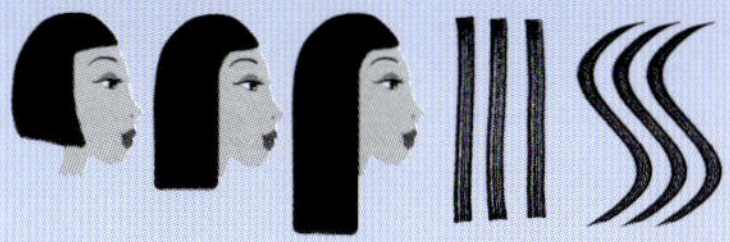

1. Choisis des mèches de cheveux colorées dans une boutique de fournitures beauté. Recherche celles que l'on fixe à l'aide d'une pince en peigne, et non celles que l'on colle. Tiens les mèches colorées devant tes cheveux et coupe-les à la bonne longueur.

2. Peigne tes cheveux, prends ensuite le tiers du haut et attache-le en une queue de cheval élevée ; tu te feras de la place pour t'occuper des choses importantes.

3. En suivant le mode d'emploi sur l'emballage, attache la première mèche de couleur aussi près du cuir chevelu que possible, en t'assurant d'entendre le déclic de l'attache avant de passer à la mèche suivante.

4. Une fois les mèches de ton choix attachées, détache la portion supérieure de tes cheveux. Tiens tes cheveux en l'air pour les brosser sans heurter les pinces. Place tes mèches pour que la couleur soit visible.

Wraps capillaires

Ajoute de la couleur à tes cheveux grâce à un ou plusieurs wraps. Ceux-ci devraient durer au moins trois jours ; tu choisis ensuite une nouvelle couleur, et tu recommences. Les wraps sont difficiles à faire soi-même. Tu devrais plutôt proposer à une amie de faire les siens pendant qu'elle fait les tiens.

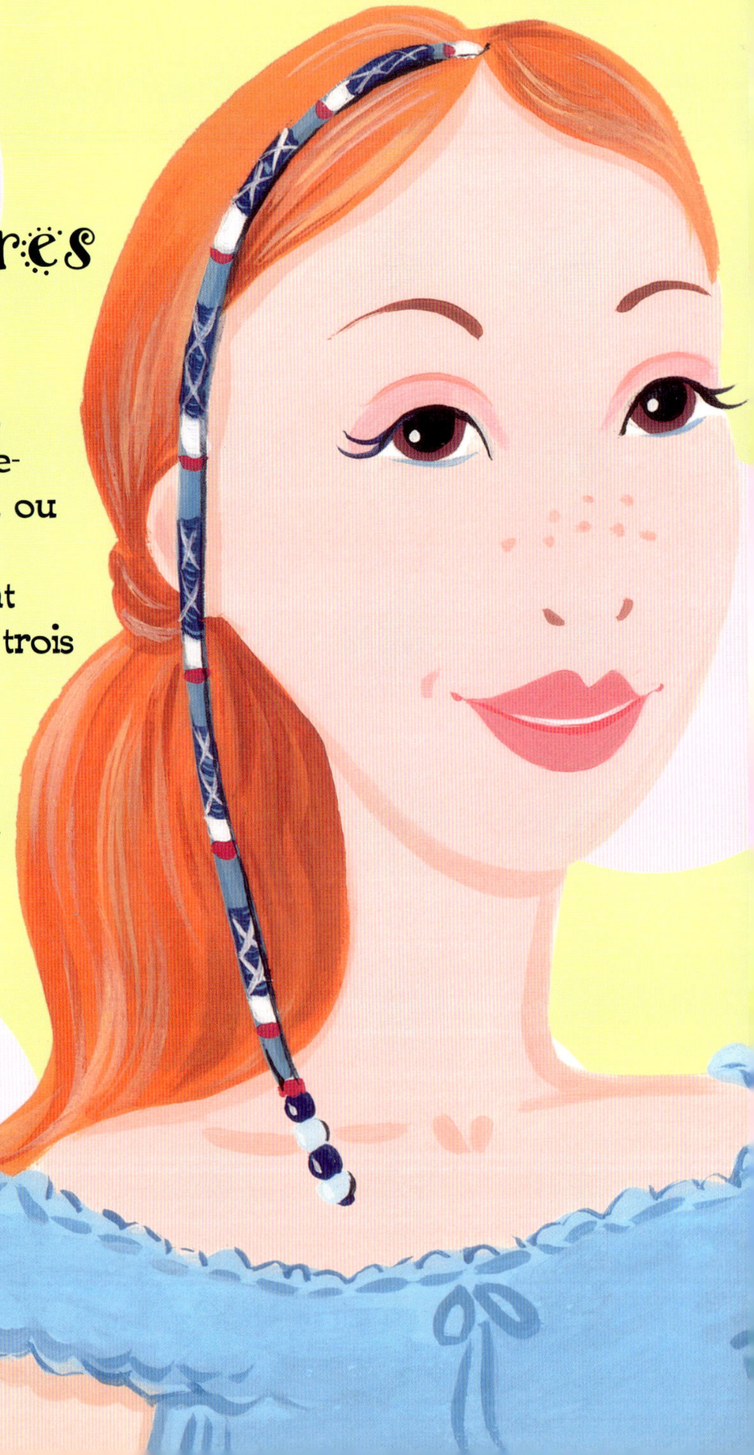

CONVIENT AUX

Longueurs

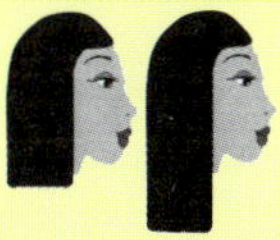

Textures

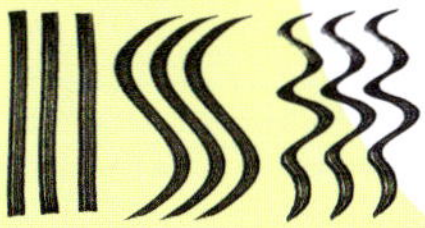

1. Tu auras besoin de fil à broder pour réaliser ce style. Tu en trouveras dans les boutiques d'artisanat ou de couture. Choisis trois couleurs et découpe une longueur de 61 cm pour chacune.

2. Utilise l'extrémité d'un peigne à tige pour isoler une mince mèche de cheveux à envelopper. (Choisis une mèche près de ton visage pour qu'elle soit vue !) Fixe ensemble les trois fils et attache-les au haut de la mèche grâce à un nœud.

3. Enroule un des fils autour du nœud pour le cacher, puis continue à l'enrouler jusqu'au bas de la mèche de cheveux. Tu l'enrouleras autour des deux autres fils et autour des cheveux.

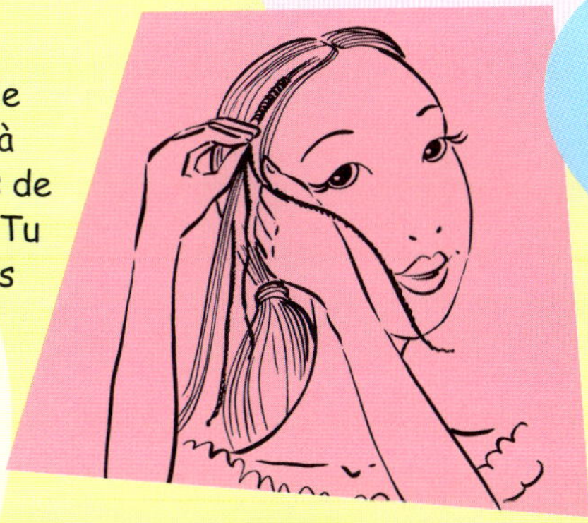

4. Une fois que tu as enroulé une section de 5 cm, change de fil. C'est lui qui deviendra l'enrouleur. Enroule-le autour de la mèche et des deux autres fils. Change de couleur jusqu'à ce que tu aies atteint le bas de la mèche, puis attache les fils aussi serrés que possible autour du wrap. Coupe l'excédent avec des ciseaux.

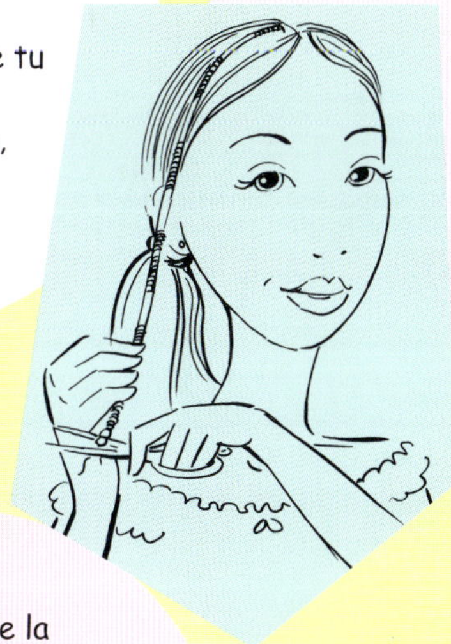

Astuce brillante

Plus ton wrap est serré, plus il durera longtemps !

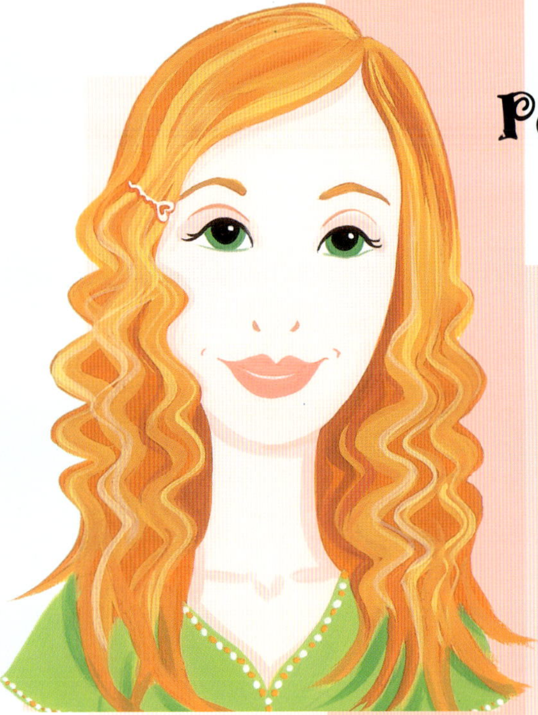

Pouvoir bouclé

Tu auras besoin d'un fer à friser pour réussir parfaitement ce look mi-ondulé, mi-raide.

CONVIENT AUX

Longueurs

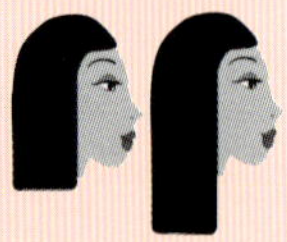

Textures

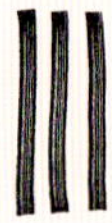

1. Ce style est très sophistiqué. Tu dois commencer en utilisant un sèche-cheveux pour rendre tes cheveux très raides. Utilise ensuite un peigne pour tracer une raie sur le côté.

2. Utilise un fer à friser pour faire onduler seulement la portion *du milieu* de tes mèches. Pour ce faire, prends une mèche de cheveux, insère le fer à friser et fais-le glisser jusqu'à environ 10 cm de l'extrémité de la mèche. Enroule le fer à friser jusqu'au niveau des yeux, en gardant l'extrémité des mèches droite. Répète avec les autres mèches, jusqu'à ce que tu aies fait le tour de ta tête.

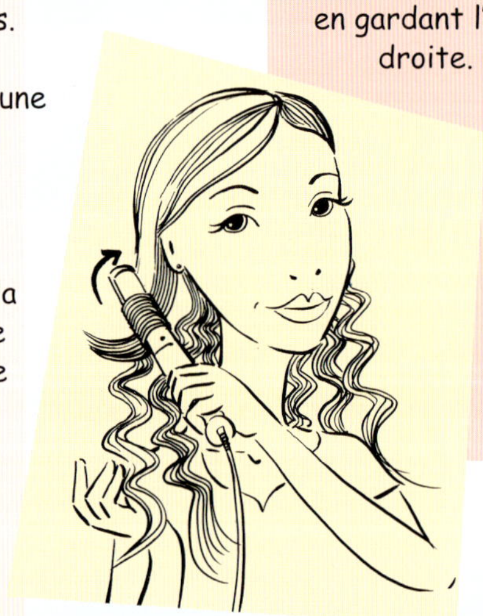

3. Vaporise un nuage de fixatif sur ces jolies boucles pour les tenir en place sans les alourdir avec un gel.

Tout simplement chic

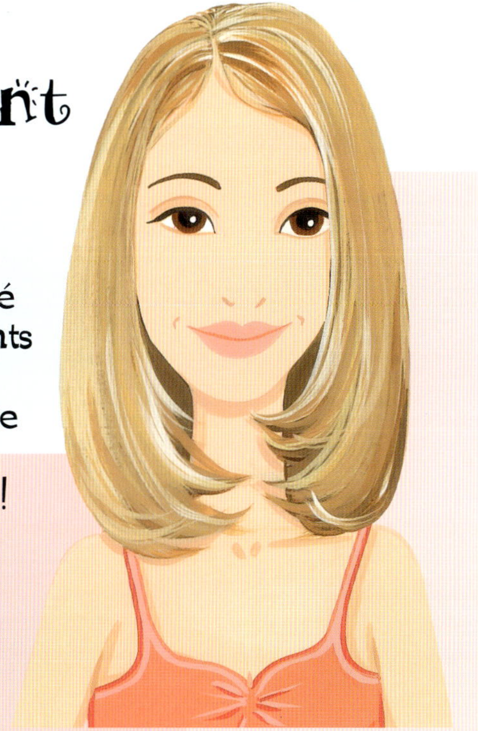

Ce look ultra sophistiqué est parfait pour ces moments où tu veux qu'on regarde ton visage et le joli haut que tu portes; les cheveux brillants sont durs à battre!

CONVIENT AUX

Longueurs Textures

1. Lave et sèche tes cheveux à la serviette pour qu'ils soient humides, pas mouillés. Applique une petite goutte de baume défrisant dans tes cheveux, puis peigne-les avec un peigne à grosses dents pour t'assurer que le baume est également réparti.

2. Utilise des pinces pour séparer tes cheveux en six sections, trois sur le dessus de ta tête, et trois au bas de ta tête. (C'est de cette façon que les stylistes obtiennent des résultats si parfaits.) Enroule une des sections du bas autour d'une grosse brosse ronde pour la faire onduler vers l'intérieur. Utilise le sèche-cheveux jusqu'à ce que la mèche soit complètement sèche. Fais de même avec les autres sections du bas, puis ensuite avec celles du haut.

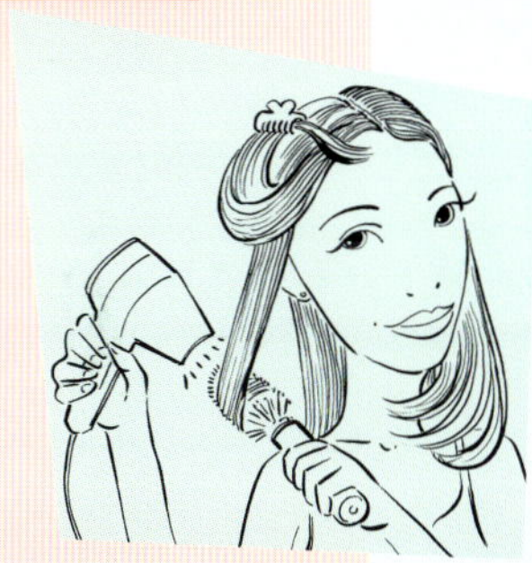

3. Lorsque les six sections sont terminées, brosse tes cheveux à l'aide d'une brosse « pagaie » et termine avec un léger nuage de fixatif. Wow!

Astuce

Dirige le débit d'air du sèche-cheveux vers le bas des mèches. Cela aide à maintenirun look brillant et lisse.

Torsade arrière

Voici une nouvelle façon d'avoir les cheveux à moitié attachés et à moitié détachés. Tu obtiendras de meilleurs résultats avec un peu d'aide. Après tout, les amies sont là pour ça !

CONVIENT AUX

Longueurs Textures

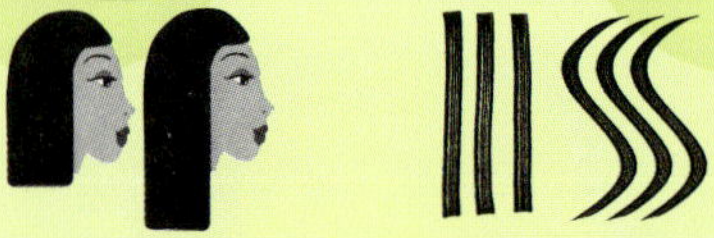

1. Brosse tes cheveux puis prends une petite section au haut et au centre de ta tête, puis torsade-la vers la droite. Ensuite, prends une petite section à gauche, puis fais-la passer par-dessus la section torsadée. Torsade les deux mèches ensemble à quelques reprises.

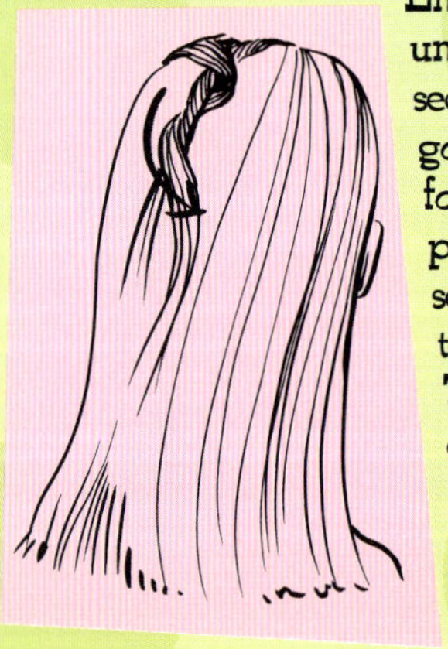

2. Prends une petite mèche du côté droit et fais-la passer *sous* la torsade, puis torsade les deux ensemble à quelques reprises.

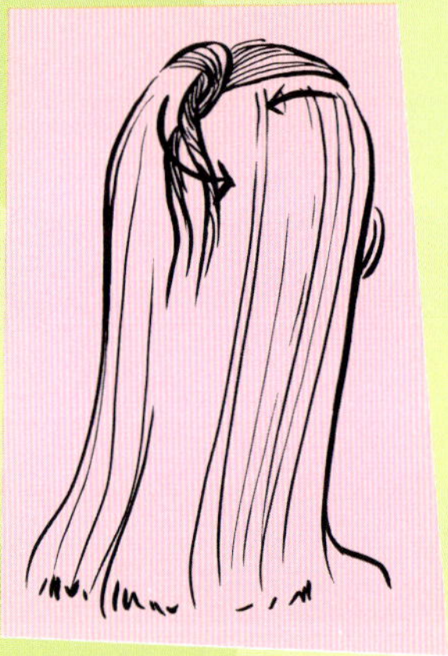

3. Continue en amenant de petites mèches de chaque côté et en les torsadant dans la torsade centrale. Lorsque la torsade est suffisamment longue (selon ton goût), prends une fine mèche de cheveux non torsadés sous la torsade et enroule-la autour du bas de la torsade. Attache cette fine bande à la torsade avec un élastique.

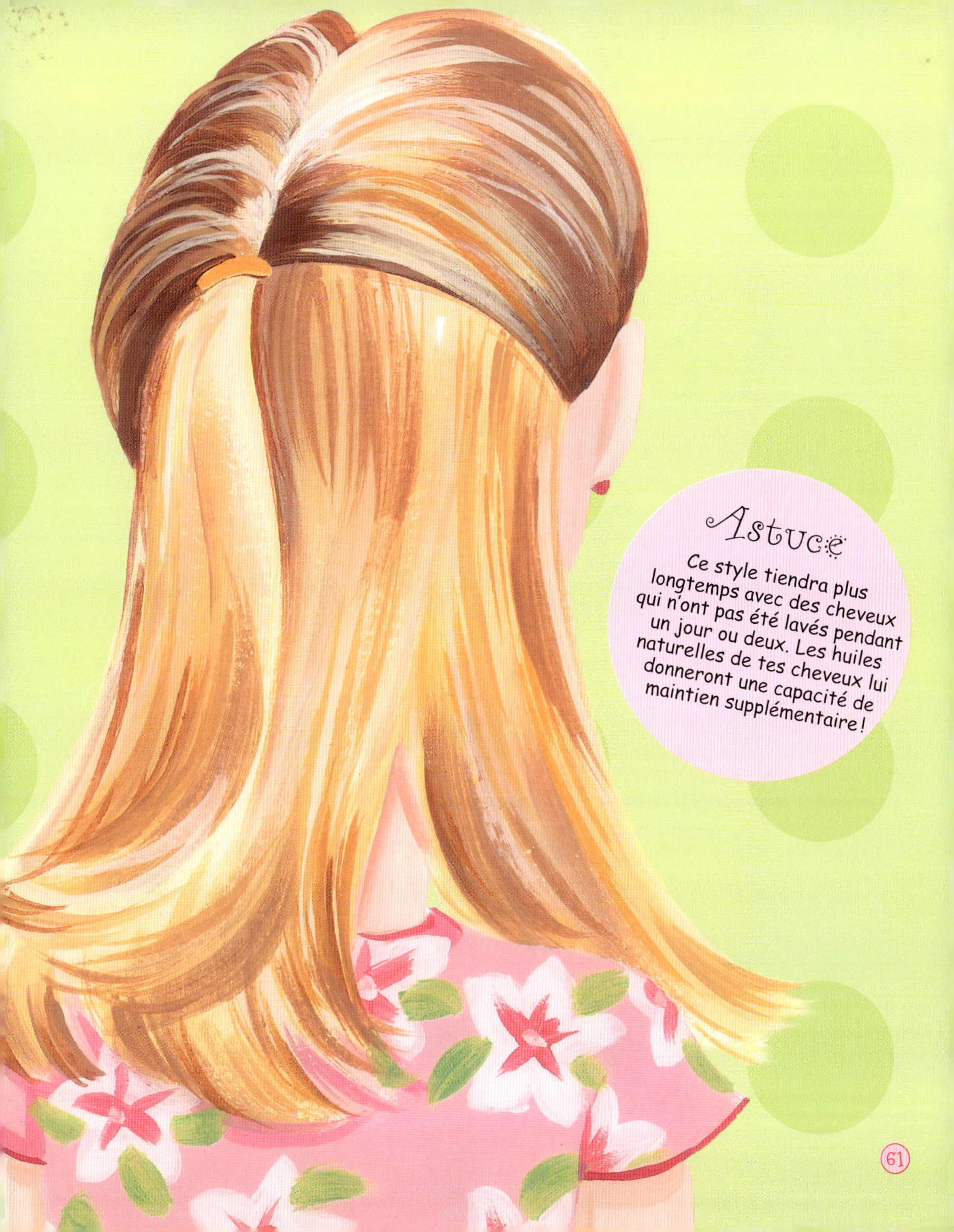

Astuce

Ce style tiendra plus longtemps avec des cheveux qui n'ont pas été lavés pendant un jour ou deux. Les huiles naturelles de tes cheveux lui donneront une capacité de maintien supplémentaire !

STYLES spéciaux

Tu souhaites un style un peu plus glamour pour un événement spécial ? Si oui, cette section est pour toi ! Ces styles te garantissent tous un « wow » supplémentaire qui transformera ta tenue la plus simple en tourne-tête. Fais-moi confiance, ils valent tous les efforts !

Boucles de fillette

Es-tu cette fille aux cheveux raides qui rêve de boucles glamour ? Eh bien, ce style est tout à fait pour toi ! Si tes cheveux sont très raides, applique au peigne une mousse à coiffer dans tes cheveux séchés à la serviette avant d'utiliser le fer à friser.

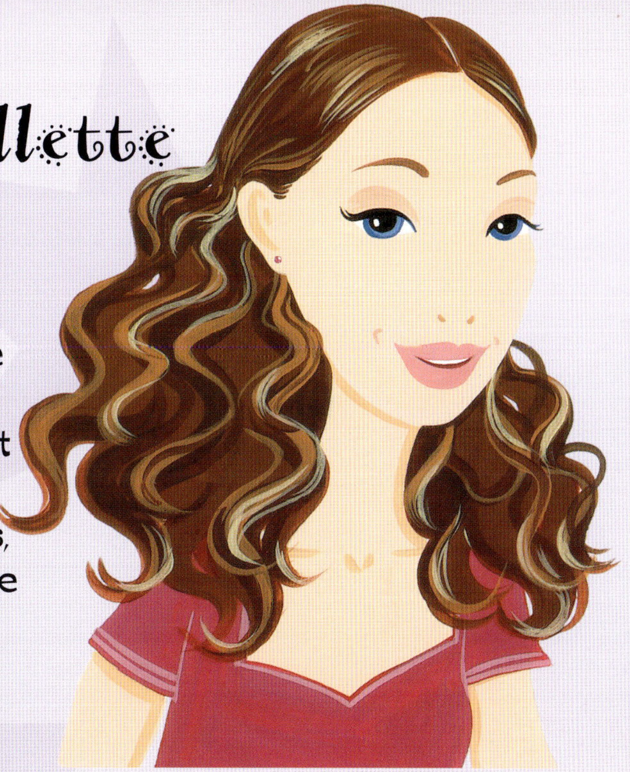

Astuce

Assure une plus grande longévité à tes boucles en les traitant au réglage « frais » de ton sèche-cheveux.

CONVIENT AUX

Longueurs

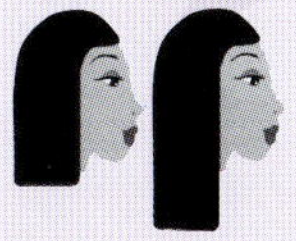

Textures

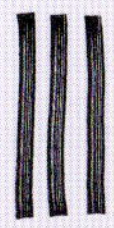

1. Utilise l'extrémité d'un peigne pour tracer une raie au centre, puis brosse bien tes cheveux.

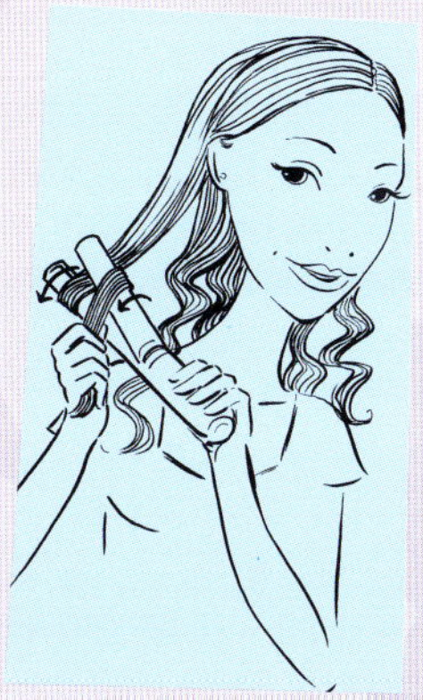

2. Enroule des mèches de cheveux autour d'une branche du fer à friser, puis autour de l'autre, en forme de huit. (Éloigne le fer de ton cuir chevelu.)

3. Attache une barrette tout juste au bas de chaque oreille pour éloigner les boucles de ton visage.

Chignon latéral doux

Ajoute une touche de chic à tonlook grâce à ce chignon simple et décontracté. Choisis une décoration pour ton chignon qui s'agence à ton look du jour— tendance ? sportive ? BCBG ? Quel qu'il soit !

Astuce

Pour obtenir un look plus rangé, enroule la queue de cheval plus longtemps avant de former le chignon.

CONVIENT AUX

Longueurs

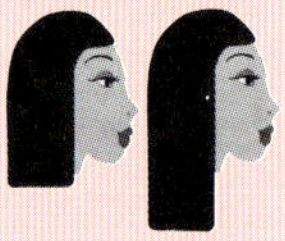

Textures

1. Brosse tes cheveux (utilise un peigne fourchette si tes cheveux sont bouclés).

2. Utilise l'extrémité d'un peigne pour tracer une raie sur le côté, très basse. Attache tes cheveux en queue de cheval derrière l'oreille du côté *opposé* avec un élastique.

3. Torsade la queue de cheval jusqu'à ce qu'elle commence à s'enrouler naturellement, puis enroule-la lâchement en chignon.

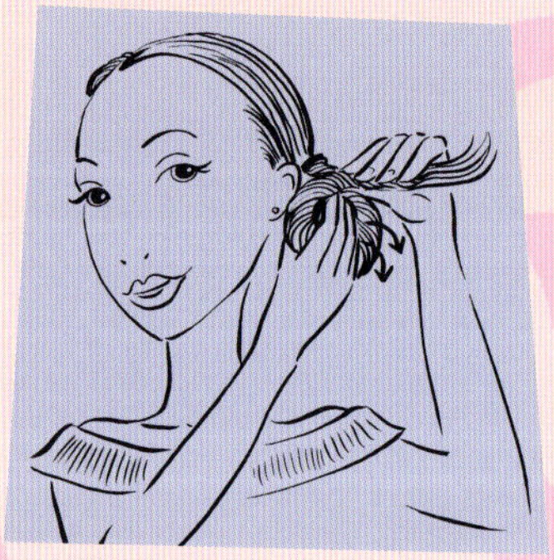

4. Fixe les cheveux avec des pinces de chaque côté. Utilise une décoration originale pour les cheveux, autour du chignon, pour ajouter ta touche personnelle.

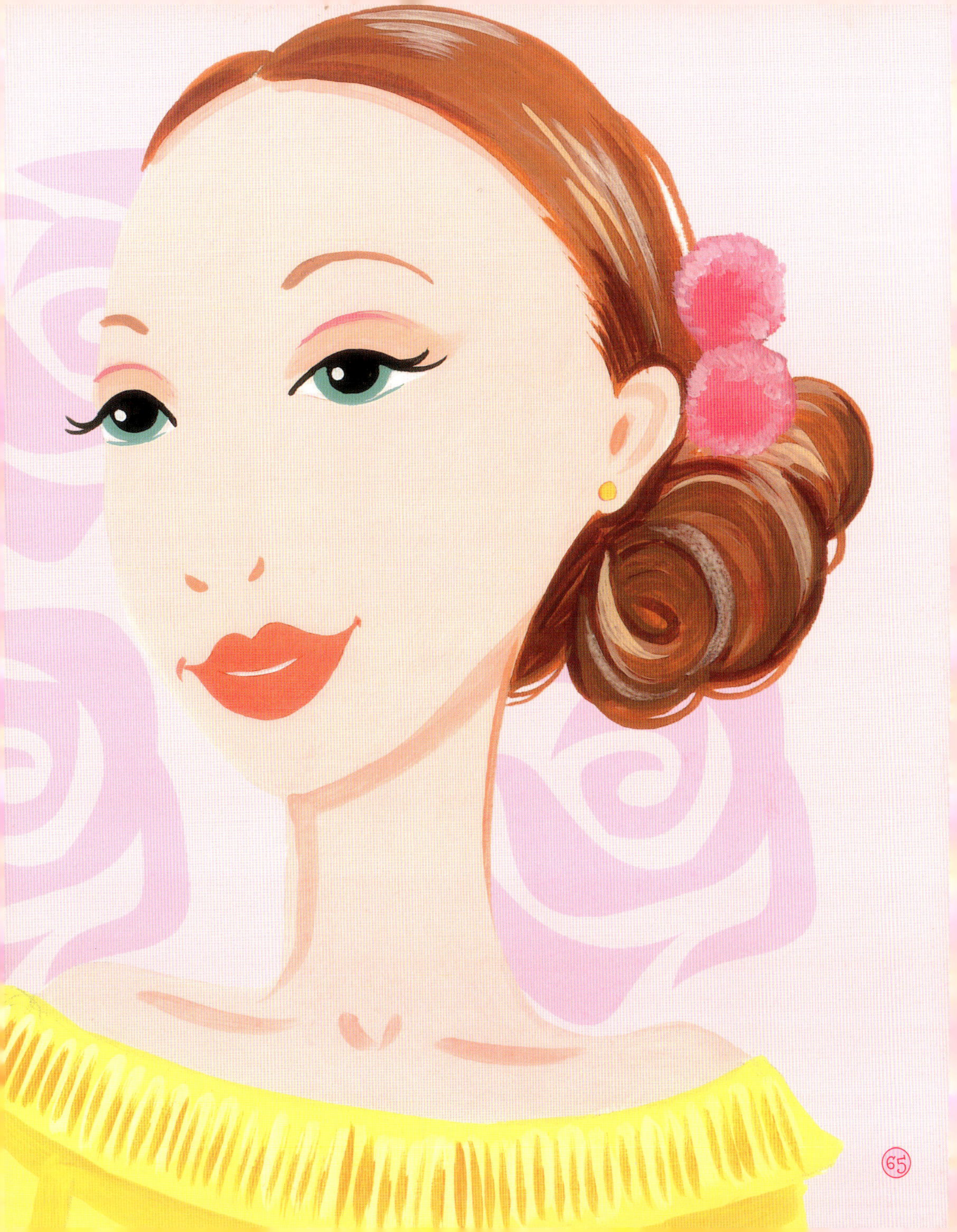

Courbes qui flirtent

Ce petit style lissé est un moyen super facile d'ajouter de la classe à des cheveux courts ou mi-longs. Il est aussi bien pratique pour ces journées où tu n'as pas le temps de laver tes cheveux. Chut !

CONVIENT AUX

Longueurs

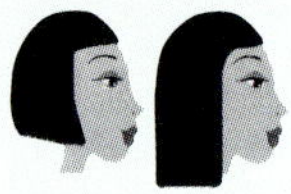

Textures

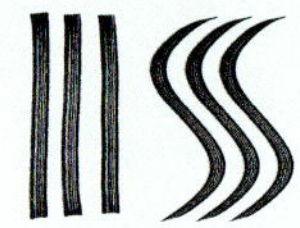

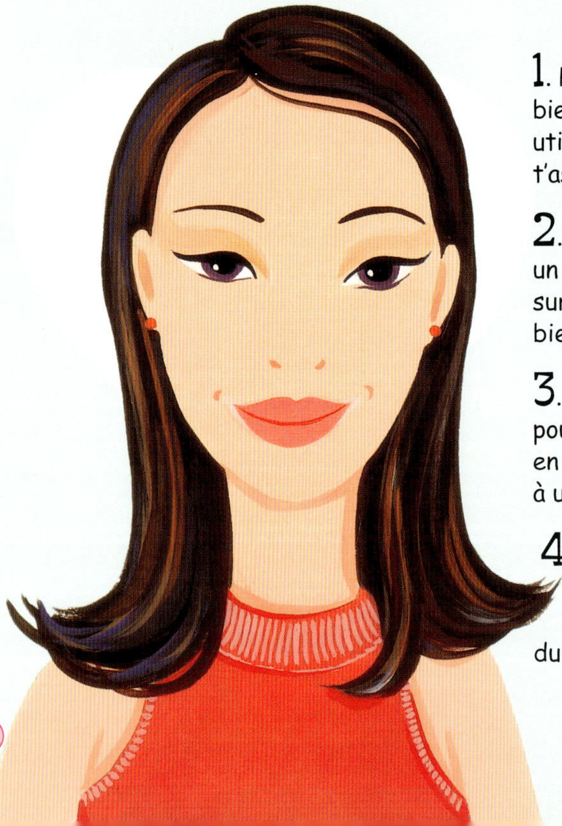

1. Prends une bonne quantité e gel est bien réparti sur tes cheveux, en utilisant un peigne à grosses dents pour t'assurer que le gel et bien réparti.

2. Utilise l'extrémité d'un peigne ou un peigne à tige pour tracer une raie sur le côté. Assure-toi que la raie est bien droite pour ce look classique !

3. Utilise une grosse brosse ronde pour sécher tes cheveux bien raides, en terminant par une courbe semblable à une aile sur les côtés et à l'arrière.

4. Une fois tes cheveux complètement secs, fixe tes ailes avec un nuage de fixatif qui les fera durer plus longtemps.

Torsades en l'air

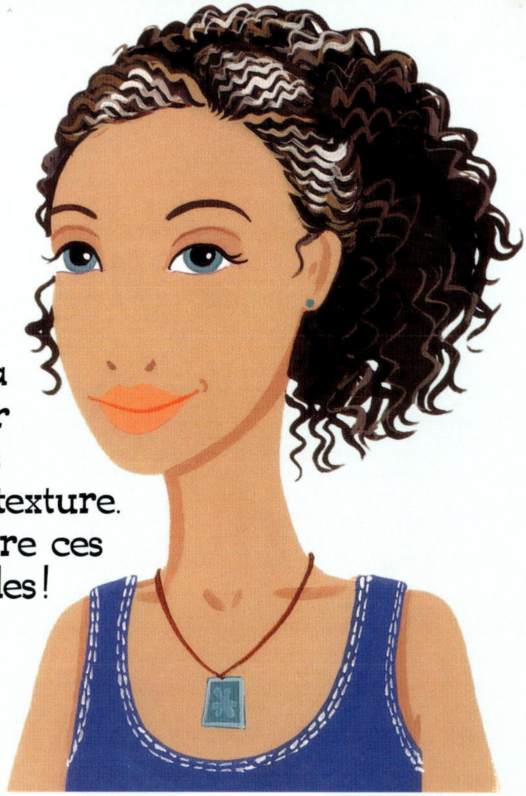

Voici un style facile à réaliser qui montre sur leur plus beau jour les cheveux qui ont de la texture.
On adore ces boucles!

Astuce

Les pinces pour cheveux sont offerte en plusieurs couleurs, te permettant de les agencer à tes cheveux pour qu'elle deviennent presque invisibles.

CONVIENT AUX

Longueurs

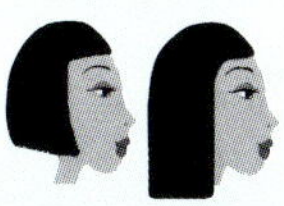

Textures

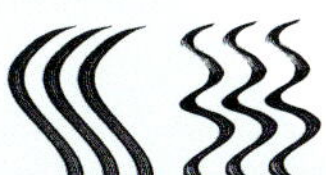

1. Divise tes cheveux en trois sections avec l'extrémité d'un peigne. Tu auras deux raies, chacune allant de l'avant vers l'arrière.

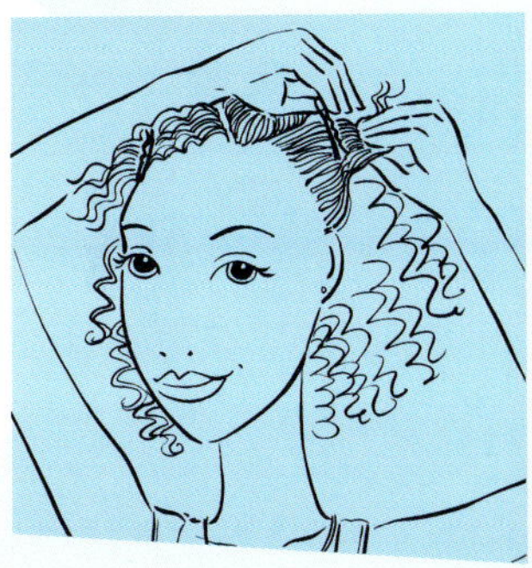

2. Tortillonne chaque section vers l'arrière, puis utilise des pinces à cheveux pour fixer tes cheveux sur ta tête. Laisse la deuxième extrémité de chaque section lâche.

3. Soulève la portion arrière pour favoriser l'ondulation naturelle. Tu peux utiliser le sèche-cheveux avec un diffuseur pour plus de volume.

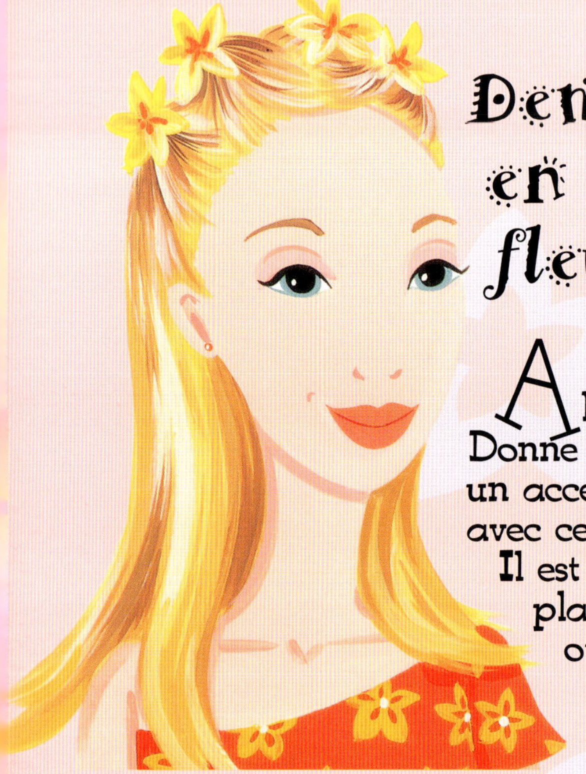

Demoiselle en fleurs

Astuce brillante

Complète ton style des îles en éliminan les frisettes avec un peu de beurre de coco. Une petite quantité appliquée à chaque torsade ajoutera lustre et saveur tropicale à ta chevelure.

Aloha!
Donne à ton look un accent hawaïen avec ce style romantique et estival. Il est parfait pour les fêtes de plage, les barbecues ou même un luau (fête hawaïen) plus!

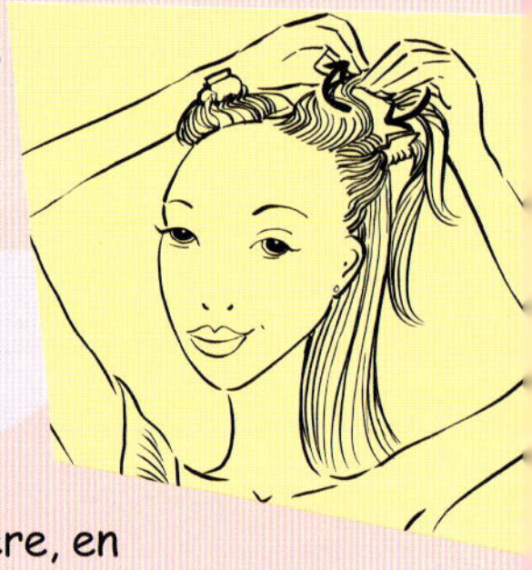

CONVIENT AUX

Longueurs Textures

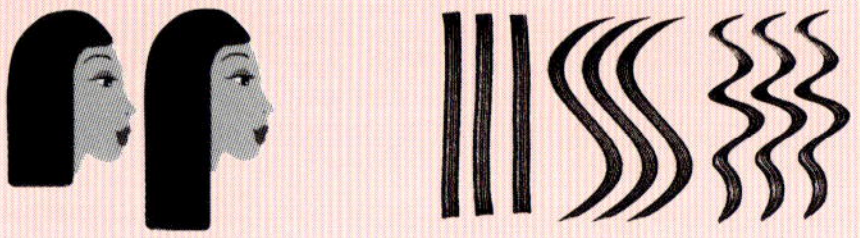

1. Brosse tes cheveux (utilise un peigne fourchette si tu as les cheveux bouclés), puis sers-toi ensuite de l'extrémité du peigne pour tracer une raie centrale. Divise chaque côté en deux pour te retrouver avec quatre sections. Pince les mèches pour qu'elle restent en place pendant que tu coiffes les autres.

2. Retire les pinces sur chaque section et torsade délicatement les mèches vers l'arrière, en rassemblant les cheveux à l'arrière au fur et à mesure. Lorsque tu atteins l'arrière du haut de ta tête, arrête et attache ta torsade avec un petit élastique. Répète pour les trois autres sections.

3. Décore ta coiffure de fleurs fraîches, attachées avec des pinces. Les fleurs ne dureront pas longtemps. Il est donc préférable que tu les laisses dans l'eau jusqu'à la toute dernière minute. Tu peux aussi tricher et utiliser des fleurs en soie. Qui le saura?

Raie de côté bien lisse

Tu souhaites donner une apparence toute spéciale à tes cheveux courts ? Facile ! Voici un look rapide et simple, parfait pour une invitation à dîner de dernière minute.

Astuce brillante
Accessoirise ton look avec des pinces colorées ou une barrette brillante.

CONVIENT AUX

Longueurs

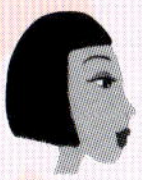

Textures

1. Applique une bonne quantité de gel dans tes cheveux à l'aide de tes doigts, en t'assurant de le répartir également.

2. Utilise l'extrémité d'un peigne pour tracer une raie très droite sur le côté.

3. Fais glisser tes cheveux derrière tes oreilles. Utilise les paumes de tes mains pour aplatir les côtés et les lisser. Termine au sèche-cheveux pour parachever le style.

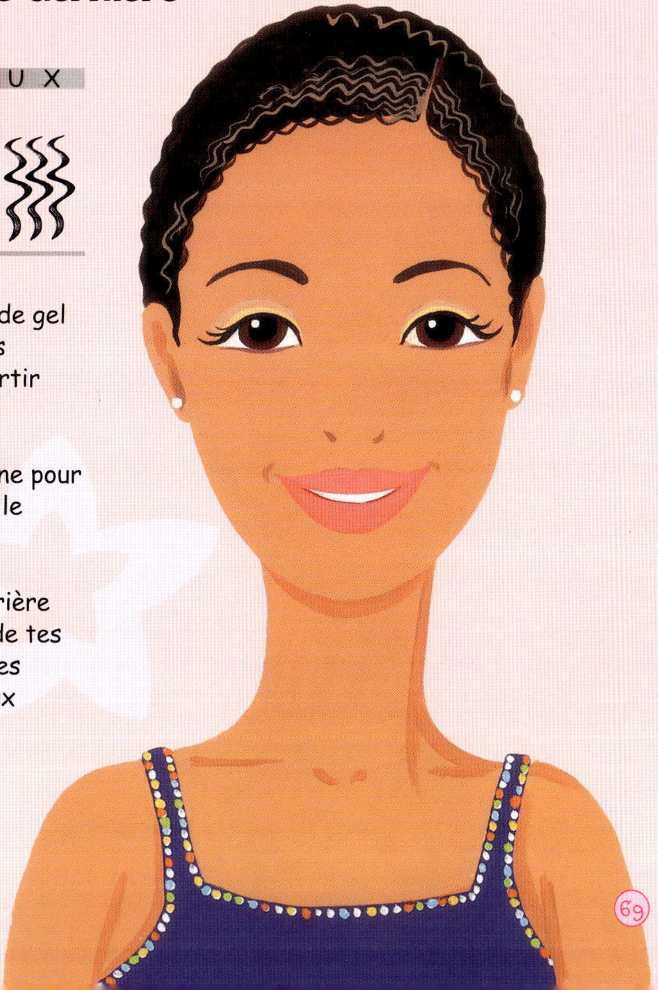

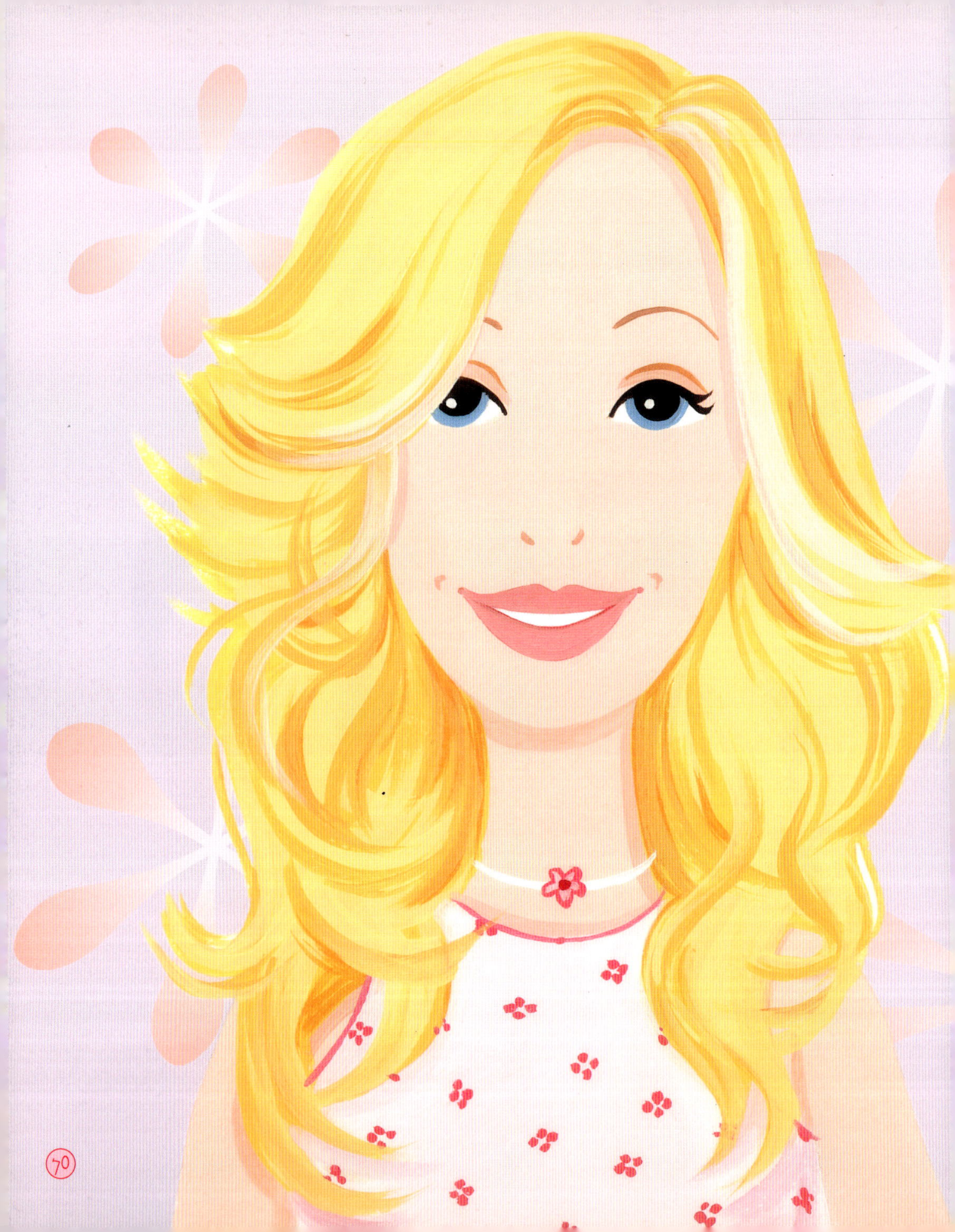

Vagues glamour

Il est presque impossible d'être plus glamour ! Ce style est facile à optenir avec des cheveux moyens et longs. Tu auras besoin de gros rouleaux à Velcro, offerts dans les pharmacies et les boutiques de produits de beauté.

CONVIENT AUX

Longueurs

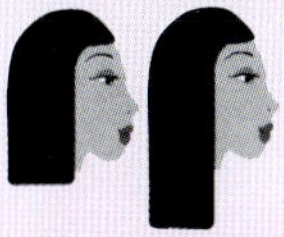

Textures

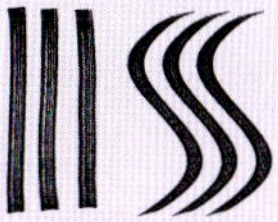

1. Commence avec des cheveux humides. Ils doivent donc être séchés à la serviette une fois lavés, puis séchés naturellement pendant 10 minutes.

2. Utilise un peigne à dents larges pour démêler tes cheveux, puis utilise l'extrémité du peigne pour tracer une raie centrale ou sur le côté. Divise tes cheveux en trois bandes ; une jusqu'à l'arrière de ta tête et une de chaque côté.

3. Divise chaque section en trois ou quatre couches et enroule chacune bien serrée autour d'un rouleau. (Le nombre de sections et de couches dépend de tes cheveux : plus ils sont épais, plus les couches seront nombreuses.) Enroule certaines mèches par-dessus et d'autres par-dessous pour un look plus naturel. Les rouleaux s'agripperont aux cheveux, tu n'auras donc pas besoin de pinces.

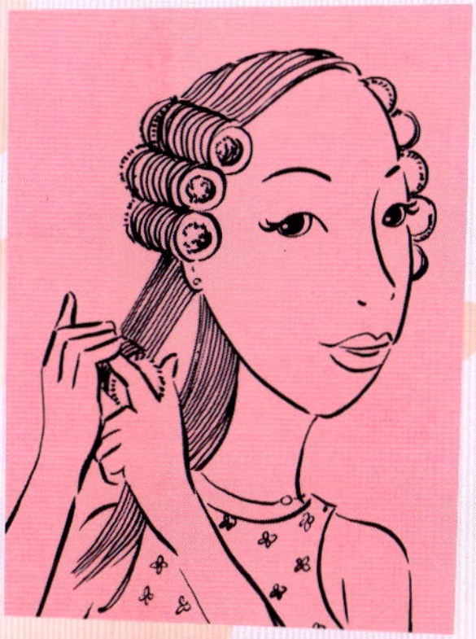

4. Lorsque tous tes cheveux sont en rouleaux, utilise le sèche-cheveux jusqu'à ce qu'ils soient complètement secs. Retire délicatement les rouleaux et utilise tes doigts pour séparer les vagues.

5. Applique un nuage de fixatif sur tes cheveux pour faire tenir les vagues. Vas-y délicatement ; trop de fixatif écrasera les boucles.

Chignon baguette

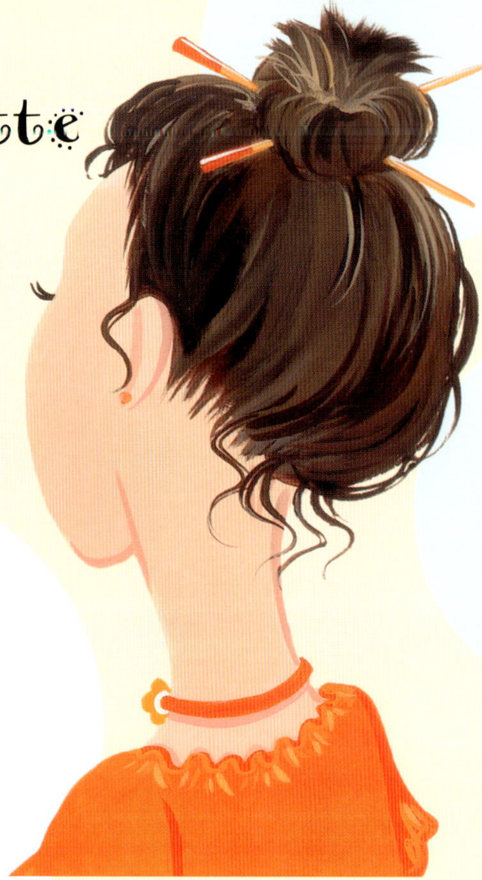

Ceci est une alternative originale au chignon classique. Les filles aux cheveux très longs devront peut-être enrouler leur queue de cheval quelques fois de plus pour pouvoir effilocher les extrémités.

CONVIENT AUX

Longueurs

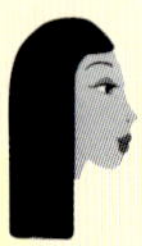

Textures

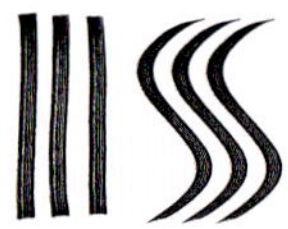

1. Brosse bien tes cheveux puis fais à l'aide d'un élastique une queue de cheval très haute.

Astuce brillante

Décore ton chignon hérissé avec des baguettes. Insère une baguette d'un côté du chignon et l'autre du côté opposé pour former un « X ».

2. Torsade la queue de cheval pour qu'elle s'enroule sur elle-même. Lorsque la queue de cheval commence à ressembler à une corde raide, tu as assez torsadé. Attache soigneusement la « corde » en un nœud (comme tu le ferais avec une ficelle). Essaie de rapprocher le nœud de l'élastique, autant que possible. Laisse les pointes ressortir au centre du nœud.

3. Attache le chignon avec un bon nombre de pinces.

Voile en queues de cheval

Ce style romantique semble compliqué mais en réalité, il est très simple. Le secret est d'avoir des cheveux tous de la même longueur—l'effet ne sera pas aussi convaincant avec des cheveux dégradés.

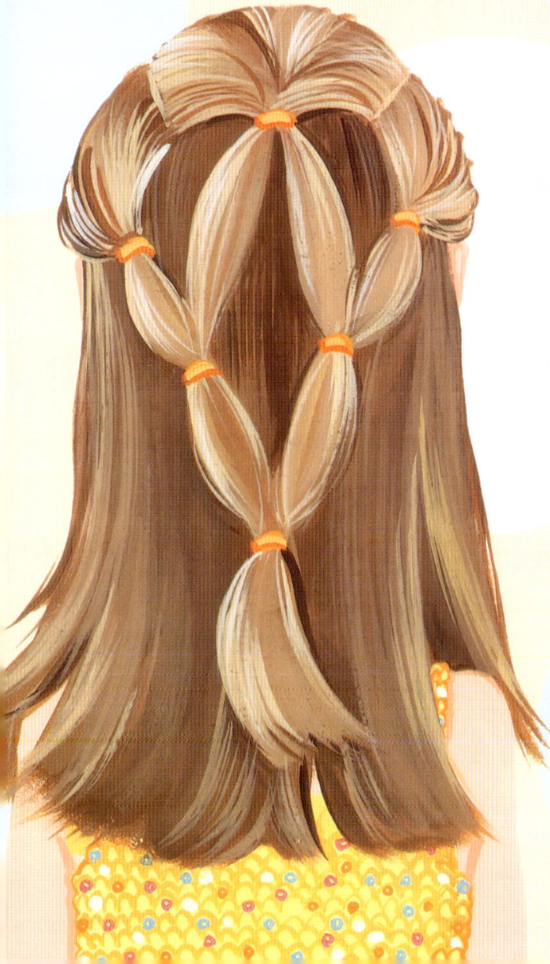

CONVIENT AUX

Longueurs

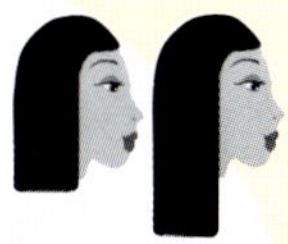

Textures

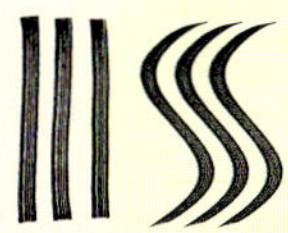

1. Brosse bien tes cheveux. Place-les vers l'arrière, sans raie. Avec l'extrémité d'un peigne, divise la portion avant de tes cheveux en trois sections. Attache chaque section avec un élastique.

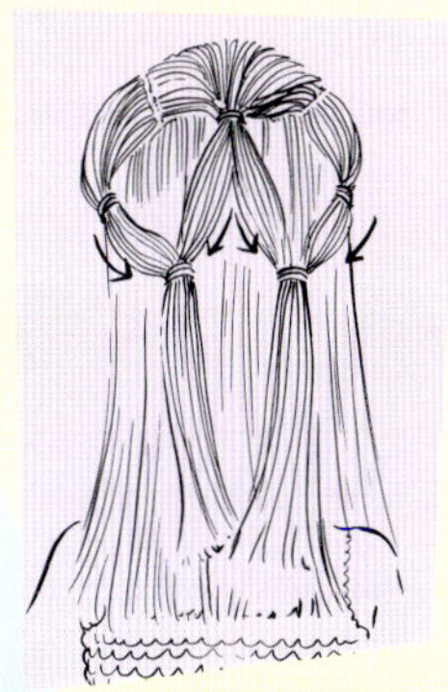

2. Divise la section centrale en deux, puis fais passer chaque moitié pour que chacune rejoigne les sections de gauche et de droite. Attache-les avec des élastiques.

3 Rassemble les deux sections ensemble en une grosse queue de cheval et fixe avec un élastique.

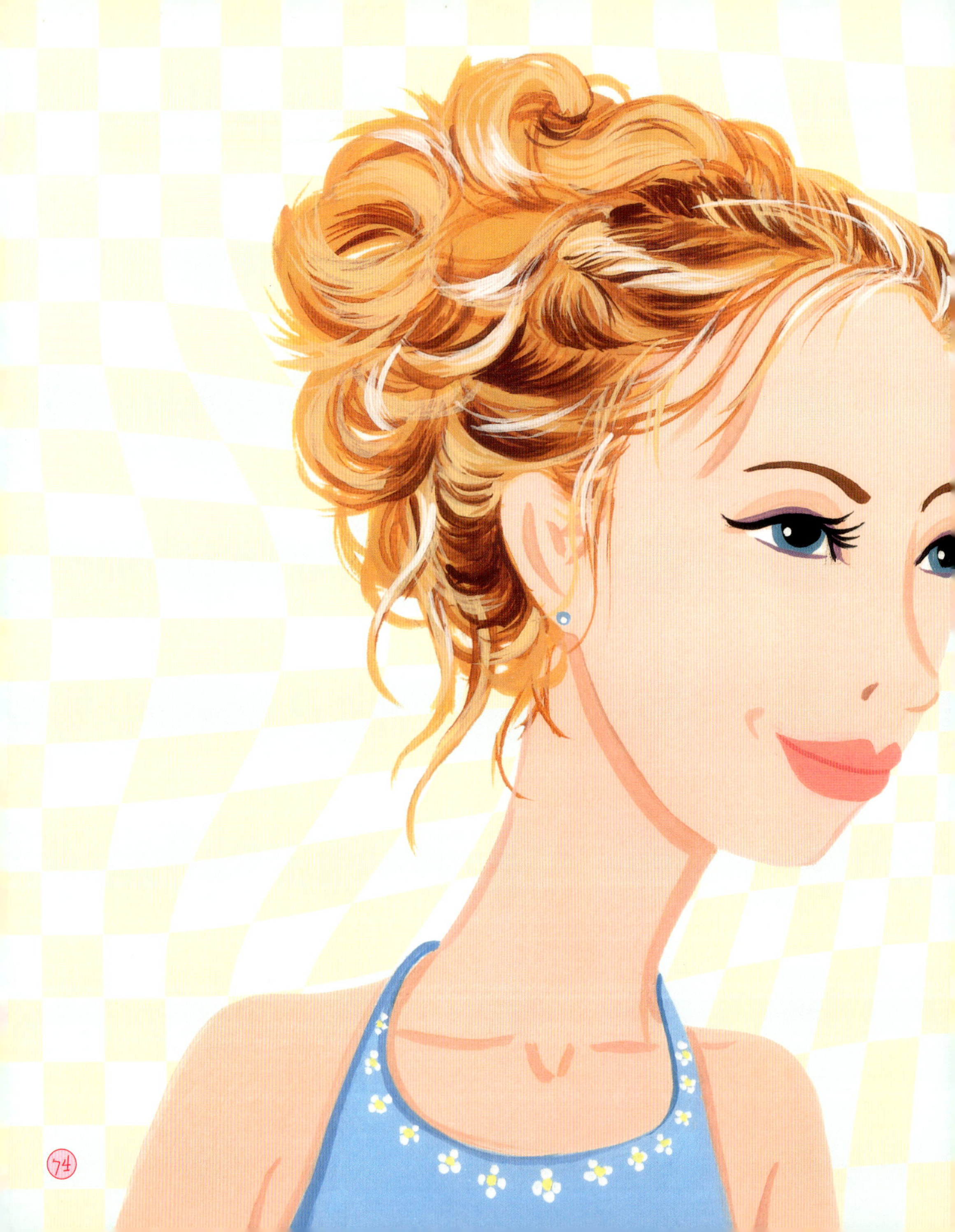

Élégante pièce montée

Astuce brillante
Une fois que tu as terminé, vaporise une petite quantité de fixatif brillant pour ajouter de l'éclat à ton style !

Tu crois que les cheveux fins ne peuvent être spéciaux ? Détrompe-toi ! C'est le style ultime pour les cheveux sans corps.

CONVIENT AUX

Longueurs	Textures
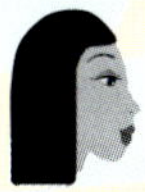	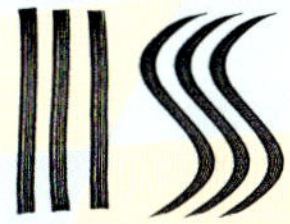

1. Brosse bien tes cheveux, puis fais à l'aide d'un élastique une queue de cheval très haute. Si tu souhaites un look ultra romantique, torsade légèrement quelques mèches de cheveux avant de les ramener vers l'arrière.

2. Prends une petite mèche de la queue de cheval et enroule-la jusqu'à ce qu'elle commence à s'embobiner.

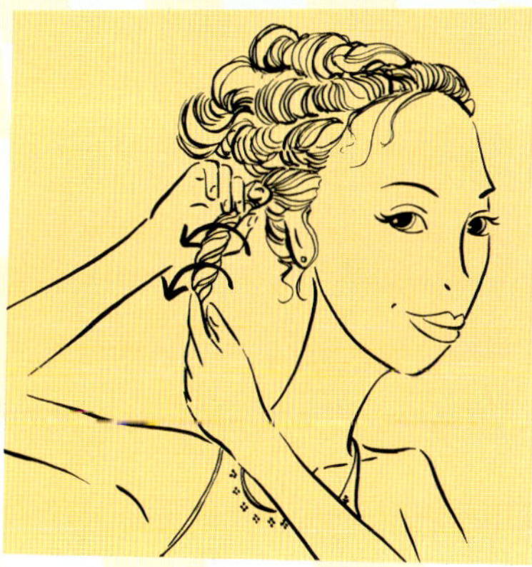

3. Ensuite, fixe l'extrémité avec une pince à cheveux, à proximité de l'élastique. Répète jusqu'à ce que tous les cheveux de la queue de cheval soient enroulés au-dessus de ta tête.

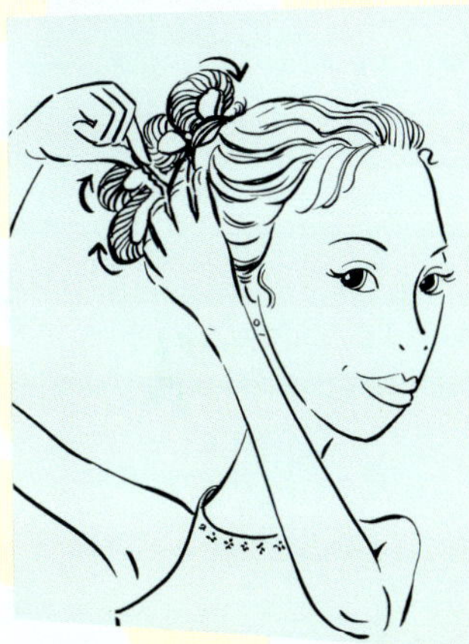

4. Utilise tes doigts pour désorganiser un peu les boucles, puis dégage quelques mèches à l'avant et sur les côtés pour adoucir le look.

CHEVEUX 911

Tout le monde connaît des journées où rien ne fonctionne, côté cheveux. **Tu** sais— quand chaque regard dans le miroir ne donne rien de positif ? **N**e te crois pas obligée de porter une casquette parce que tu as une mauvaise journée capillaire—il existe plusieurs solutions pour sauver les meubles. **P**our toute horreur capillaire, il existe une solution magique !

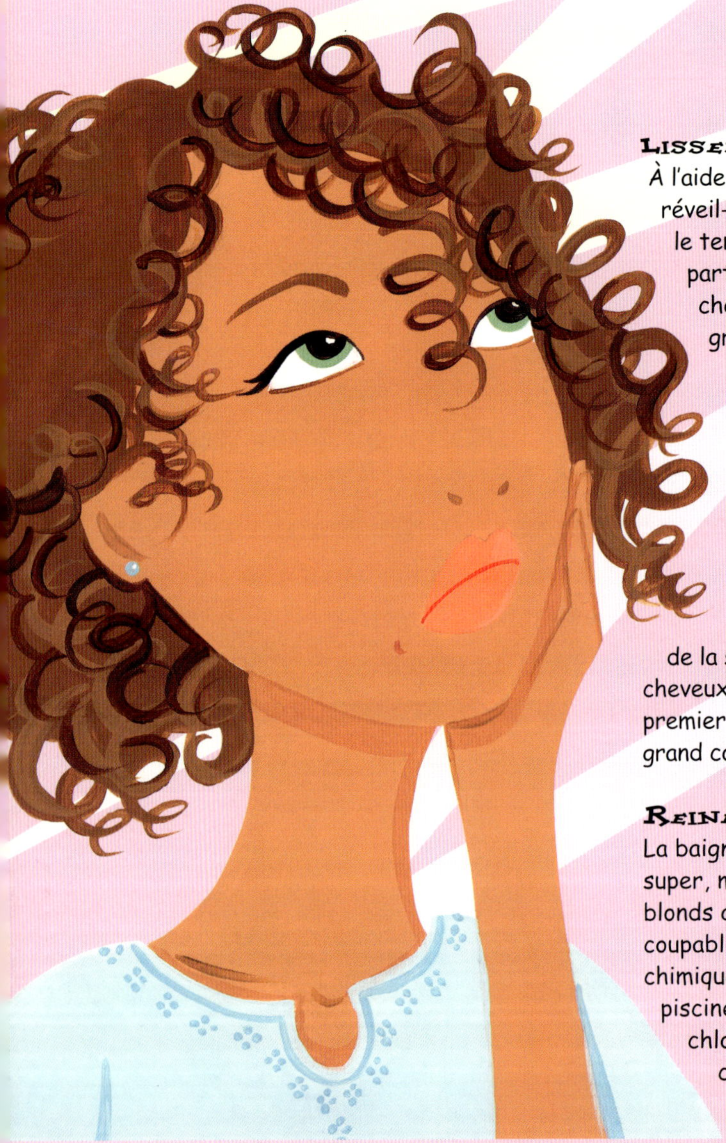

Lisses et gras

À l'aide! Tu es passée tout droit, le réveil-matin n'a pas sonné et tu n'as pas le temps de laver tes cheveux avant de partir pour l'école. Pire encore, tes cheveux ont une apparence terne et grasse.

Essaie d'appliquer un peu de poudre de talc sur les racines, pour ensuite bien brosser. La poudre agira comme des milliers de mini- éponge, absorbant l'excédent d'huile. Une autre solution rapide est d'attacher tes cheveux en queue de cheval et de laver uniquement ta frange avant de la sécher. C'est la portion de tes cheveux que tout le monde voit en premier. Ce truc rafraîchira ton style au grand complet.

Reine verte

La baignade à la piscine est toujours super, mais peut laisser des cheveux blonds quelque peu verdâtres. Le coupable est le chlore, un produit chimique utilisé pour garder l'eau de la piscine propre. Malheureusement, le chlore a un effet bizarre sur les cheveux de couleur pâle.

Heureusement, ce problème est facile à résoudre. Une

bonne dose de ketchup (environ une tasse) dans des cheveux humides annulera l'effet vert et restaurera ta couleur naturelle. Laisse agir pendant 10 minutes, puis rince à fond. J'oubliais : la prochaine fois, utilise un bonnet de bain !

Cheveux fous

Beaucoup de filles aux cheveux fins souffrent de cheveux fous, en particulier l'hiver lorsque l'air est sec et qu'on enfile et retire tuques et chapeaux. Tu te retrouves donc peut-être avec des cheveux qui ne font qu'à leur tête, habités d'une source de vie bien à eux !

La prochaine fois que tes cheveux refuseront d'être terre-à-terre, utilise ce truc brillant. Subtilise une feuille d'assouplissant pour le sèche-linge et fais la glisser sur ta chevelure. Ces feuilles sont conçues pour éliminer l'électricité statique des vêtements. Le résultat sur tes cheveux sera identique. En plus, tu bénéficieras de la fragrance fraîche de l'assouplissant !

Dédoublement de personnalité

Si tes cheveux semblent plus frisottés que d'habitude, regarde de plus près les pointes. Tu découvriras peut-être des pointes cassées et fourchues. Cela est causé par les cheveux endommagés et secs. Pour résoudre le problème, rien de plus simple.

Même si tu ne souhaites peut-être pas l'entendre, éliminer ces pointes fourchues est très simple avec un coup de ciseaux. Et même si tu peux avoir l'impression que tes cheveux prennent une éternité à pousser, une petite coupe toutes les six semaines favorisera une belle repousse. Les produits supposés réparer les pointes cassées ne font EN RÉALITÉ que les coller temporairement.

Platitudeville

Tu penses parfois que tes cheveux sont déprimés, qu'ils ont perdu tout signe de vie et de lustre ? Où est passée la brillance que tu aimais tant ?

Les cheveux ternes sont souvent le résultat d'une accumulation de produits dans les cheveux. Lorsque trop de résidus se trouvent dans tes cheveux, la lumière peut difficilement s'y refléter. Heureusement, cette crème de roncage très simple est conçue tout particulièrement pour régler ce problème. Prends deux c. à soupe (30 ml) de vinaigre blanc et mélange avec une tasse d'eau tiède. Après ton shampoing, verse le mélange sur tes cheveux. Rince immédiatement et revitalise comme d'habitude.

Crée tes propres accessoires pour cheveux

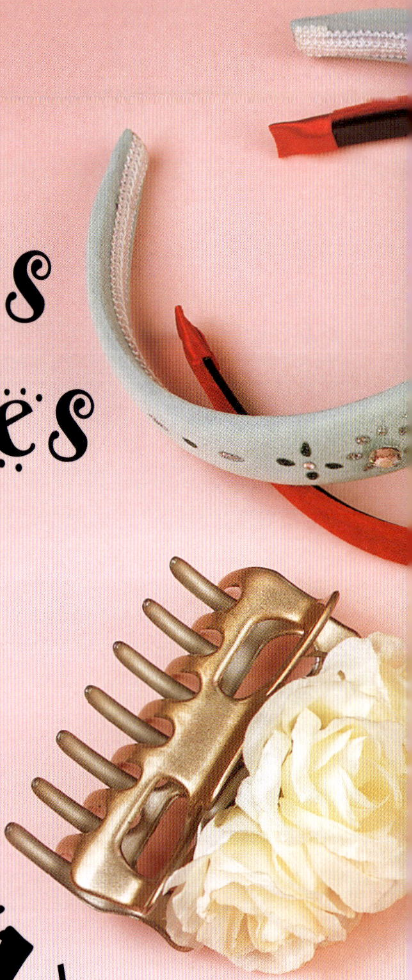

Maintenant que tu maîtrises une tonne de styles de coiffure, pourquoi ne pas fabriquer les accessoires qui les compléteront à merveille ? Les pharmacies regorgent d'accessoires bon marché et bien ordinaires qui ne demandent qu'à être embellis de ta touche personnelle. Regarde autour de toi pour trouver des idées, puis lance-toi dans le bricolage !

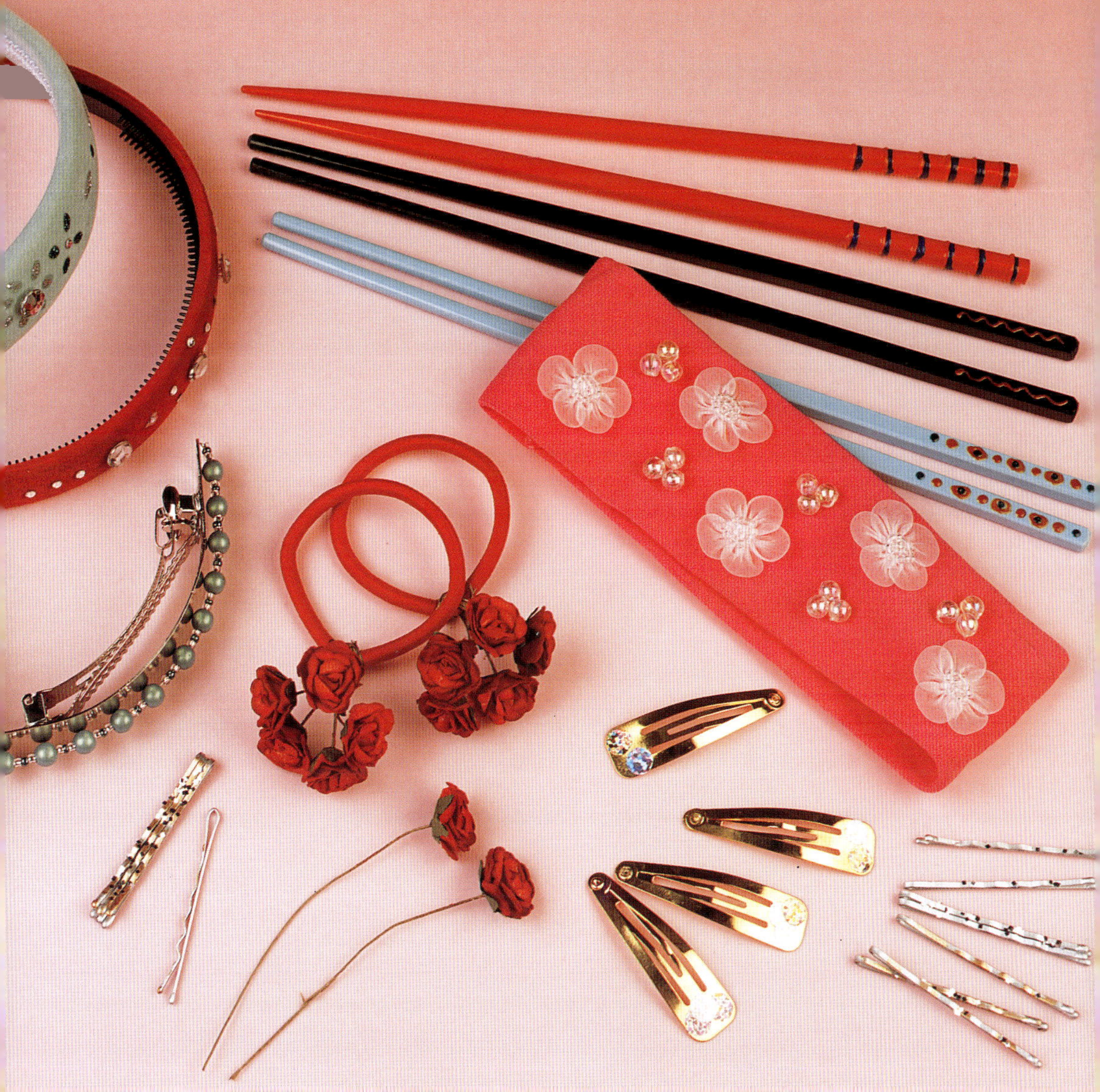

Quel est ton style personnel ?

Maintenant que tes cheveux sont sains et brillants, et qu'ils peuvent se transformer en une pléiade de styles, il est temps d'ajouter les accessoires. Pourquoi acheter la même chose que toutes les copines alors que tu peux créer des accessoires tout à fait originaux ? Réponds aux questions de ce quiz pour découvrir ton style personnel, puis tourne les pages et lance-toi. Et pendant que tu y es, pourquoi ne pas en fabriquer aussi pour ta meilleure copine ?

1. Ta penderie déborde de...
   A) Pantalons cargo et t-shirts que tu aimes pour un look décontracté avec style.
   B) Petites robes et jupes branchées.
   C) Sweat-shirts de tous les genres ; ils sont si confortables !

2. Lorsqu'on te rencontre pour la première fois, on est particulièrement impressionné par...
   A) Ton style super sophistiqué.
   B) Ton attitude terre-à-terre.
   C) Talents athlétiques.

3. À l'école, quel cours préfères-tu ?
   A) Éducation physique. Te dépenser physiquement te rend heureuse.
   B) Théâtre. Tu peux y montrer tes talents pour la performance artistique.
   C) Anglais. Tu écris, pour le plaisir, de la poésie et des histoires !

4. Quelle est pour toi la soirée parfaite?

A) Un dîner dans un restaurant fabuleux avec un compagnon magifique.
B) Regarder un film et raconter des cancans avec tes amies.
C) Participer à un match de championnat de soccer avec tes coéquipières préférées.

5. Que portes-tu pour dormir?

A) Une longue robe de nuit si jolie que tu pourrais la porter à ton bal de finissants!
B) Le douillet pyjama que tu possèdes depuis toujours. Tu te balances bien du look ourson, il est si confortable!
C) Un grand t-shirt et des shorts.

6. Le garçon de tes rêves est...

A) Un mignon garçon qui pourrait être un voisin et à qui tu pourrais facilement parler.
B) Un gars magifique à l'allure sublime.
C) Le capitaine de l'équipe de foot. Et il a intérêt à être en forme pour arriver à te suivre!

Ton pointage :

C'est maintenant le temps d'additionner :

1. A (1), B (3), C (2)
2. A (3), B (1), C (2)
3. A (2), B (3), C (1)
4. A (3), B (1), C (2)
5. A (3), B (1), C (2)
6. A (1), B (3), C (2)

6 à 10 points
Ton style est classique et discret. Tu aimes les accessoires qui ne se démodent pas en cinq minutes pile et que tu peux porter avec une tonne de vêtements.

11 à 14 points
Ton style est beaucoup plus axé propos d'un confort décontracté que sur le glamour. Tu adores les accessoires aux couleurs vives et amusantes, même le look sportif.

15 à 18 points
Tu es attirée par tout ce qui brille et tu aimes qu'on te remarque au sein de la foule. Ton style est éclatant et glamour, avec des accessoires qui en intimideraient plusieurs.

Fantaisies fleuries

Tu recherches l'accessoire qui te permettra de décorer une queue de cheval ou un chignon ? Entre dans une boutique d'artisanat et recherche les fleurs en tissu. Les élastiques, les pinces et les peignes recevront un traitement floral. Et lorsque tu te seras fatigue de ces fleurs, tu n'auras qu'à les remplacer par des nouvelles !

PINCE À CHEVEUX FLORALE

Cette romantique pince à cheveux attachera tes cheveux avec style lors d'une fête estivale ou d'une danse. En plus, tu peux la fabriquer en quelques secondes !

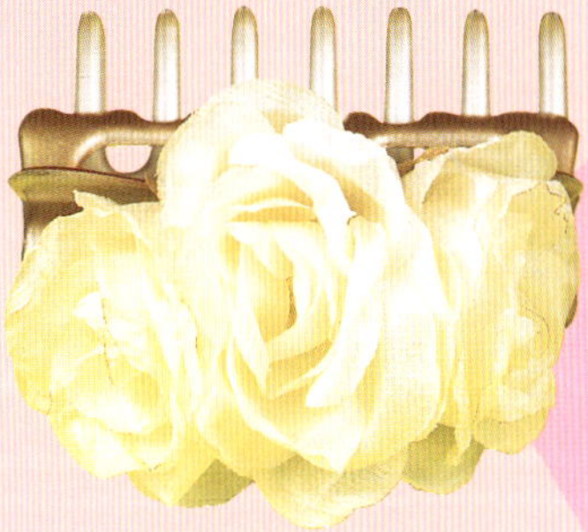

Tu auras besoin de:

- élastique pour les cheveux avec fleurs ou autres décorations
- pince à cheveux unie

1. D'accord, c'est tricher, mais c'est telllllllllllement facile, et le look est super ! Tu n'as qu'à enrouler l'élastique décoré autour de la pince à cheveux. Une pince fleurie, subito presto !

ÉLASTIQUES DÉCORÉS

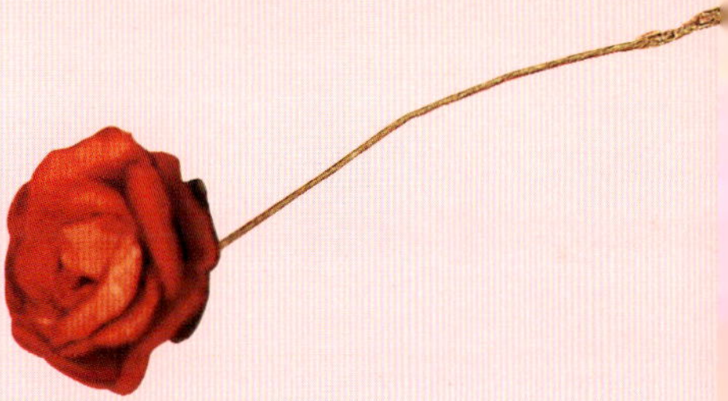

Les élastiques sont offerts en tant de couleurs que tu ne peux qu'en trouver un pour s'agencer à tous tes vêtements. Prends une minute pour y ajouter des fleurs en tissu et tu te retrouveras avec une jolie décoration pour les cheveux.

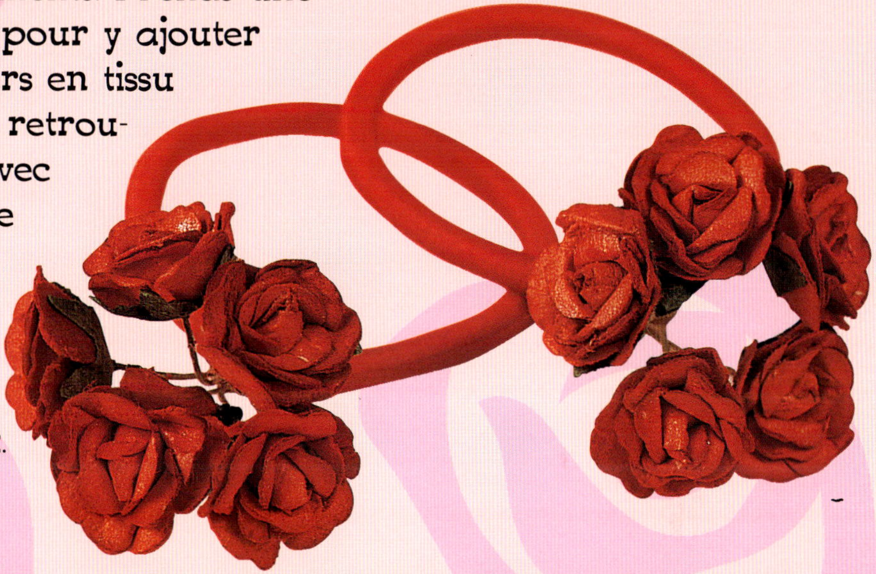

Tu auras besoin de:

- 10 petites fleurs en tissu sur des tiges métalliques (offertes dans les boutiques d'artisanat)
- 2 élastiques

1. Choisis des petites fleurs en tissu qui s'agencent avec la couleur des élastiques. Fais un bouquet avec quelques fleurs et enroule les tiges ensemble autour de l'élastique pour maintenir les fleurs en place. Répète avec l'autre élastique.

Étincelles et brillants

Penses-tu devoir dépenser une fortune pour décorer tes cheveux à l'aide de barrettes et de pinces à cheveux châtoyantes ? Détrompe-toi ! Ces accessoires étincelants ne coûtent que quelque sous et sont d'une simplicité enfantine à fabriquer.

BARRETTES EN PAILLETTES

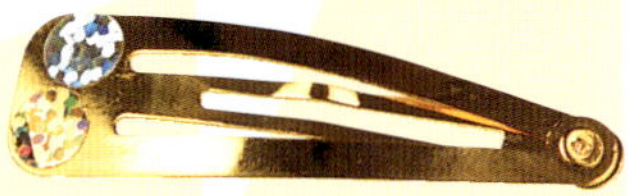

Colle des paillettes sur des barrettes ordinaires, tu auras terminé en un clin d'œil. Nous avons utilisé des paillettes argentées et dorées, mais tu peux utiliser toutes les couleurs que tu souhaites.

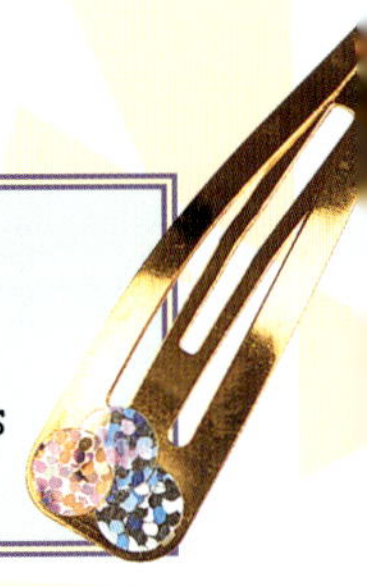

Tu auras besoin de :

- barrettes en métal ordinaires
- paillettes autocollantes

1. Pèle l'endos des paillettes et colle-les sur l'extrémité la plus large et plate de chaque barrette. Facile !

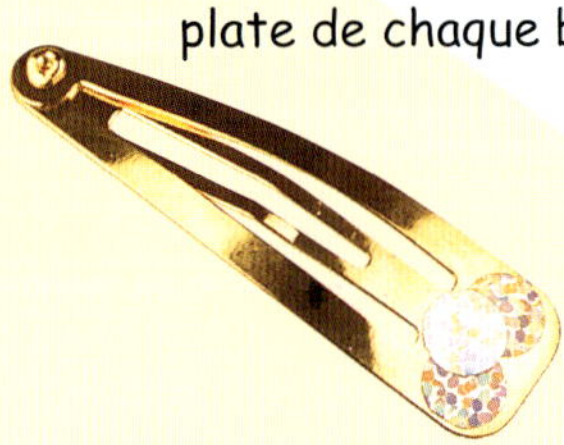

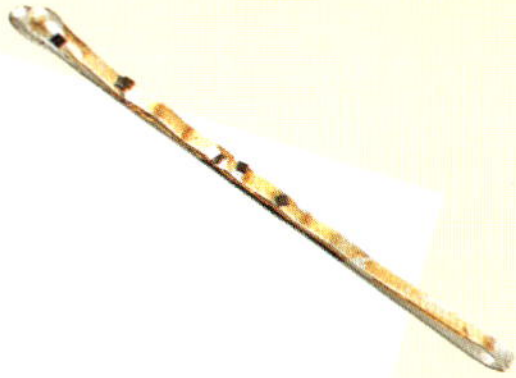

Pinces à cheveux scintillantes

Astuce

Protège la surface de travail avec du papier journal avant de saupoudrer des brillants sur les pinces à cheveux.

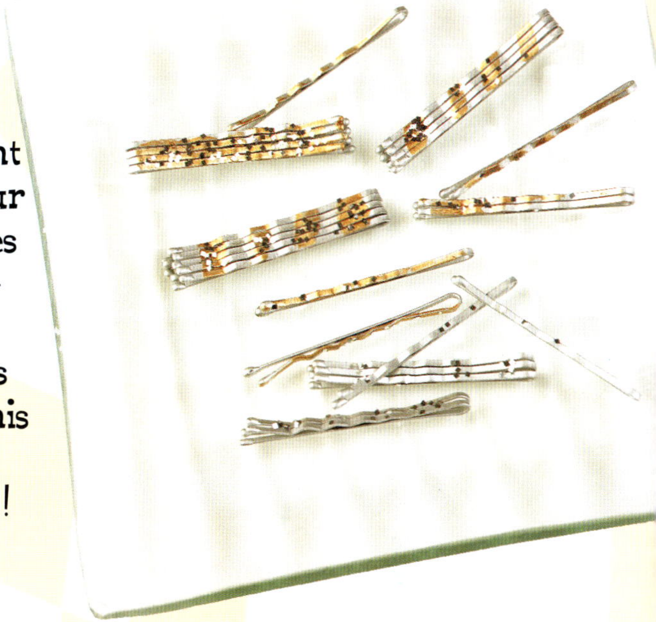

Du vernis à ongles doré et des brillants sont tout ce qu'il te faut pour transformer d'ordinaires pinces à cheveux en accessoires pour cheveux étincelants. N'oublie pas de laisser sécher le vernis avant de placer les pinces dans tes cheveux!

Tu auras besoin de:

- pinces à cheveux argentées
- morceau de carton
- vernis à ongles doré
- brillants

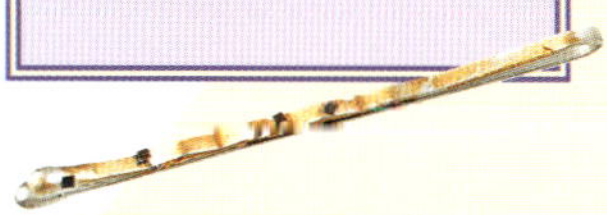

1. Dispose les pinces à cheveux en ligne droite sur un carton.
2. Peins des bandes de vernis à ongles doré sur les pinces à cheveux.
3. Saupoudre des brillants sur le vernis mouillé, puis laisse sécher.
4. Une fois le vernis sec, secoue les pinces pour éliminer le surplus de brillants.

Beautés perlées

Pour ces projets, les perles sont cousues ou collées sur des accessoires unis, ce qui les transforme en décorations pour cheveux d'apparence designer. Les perles sont offertes dans une variété de formes et de couleurs. Il te sera facile de trouver celles que tu aimes.

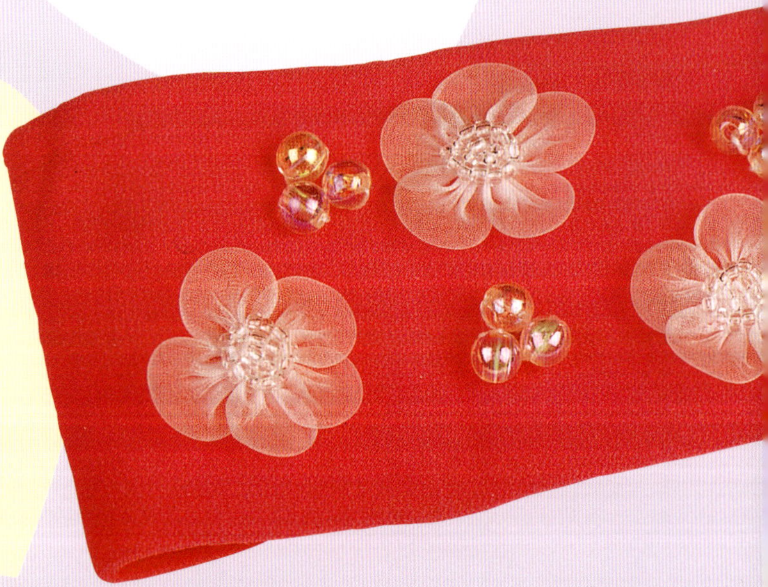

Bandeau original en tissu

La boutique d'artisanat demeure le meilleur endroit pour trouver des garnitures en tissu et des perles pour créer ce bandeau unique.

Tu auras besoin de:

- bandeau uni en tissu
- garnitures fleuries
- perles
- colle pour tissu
- fil
- aiguille à coudre
- ciseaux

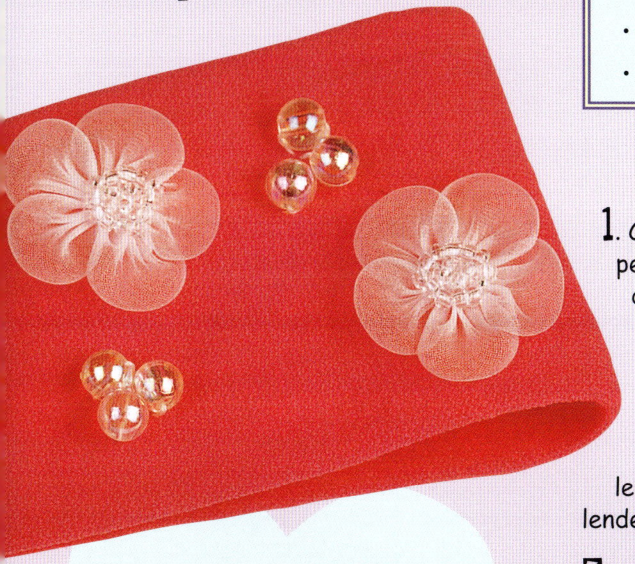

1. Choisis des garnitures et des perles qui s'agencent à la couleur du bandeau. Dispose-les sur le bandeau, tel que montré ici.

2. Applique une goutte de colle pour tissu au l'endos de chaque fleur et appuie-les en place sur le bandeau. Laisse sécher jusqu'au lendemain.

3. Couds les perles sur le bandeau en groupes de trois, tel que montré.

Serre-tête diamants

Ce serre-tête paré de bijoux te donnera l'apparence d'une millionnaire, même s'il ne coûte presque rien à fabriquer. Après tout, les diamants sont les meilleurs amis des filles...

Tu auras besoin de:

- serre-tête rigide
- diamants en plastique avec dos plat
- colle pour tissu
- quartz autocollants
- cœurs autocollants

1. Applique une goutte de colle au dos de chaque diamant et appuie-les en place sur le bandeau. Laisse sécher jusqu'au lendemain.

2. Dispose les quartz et cœurs autocollants autour des diamants puis prépare-toi pour la fête!

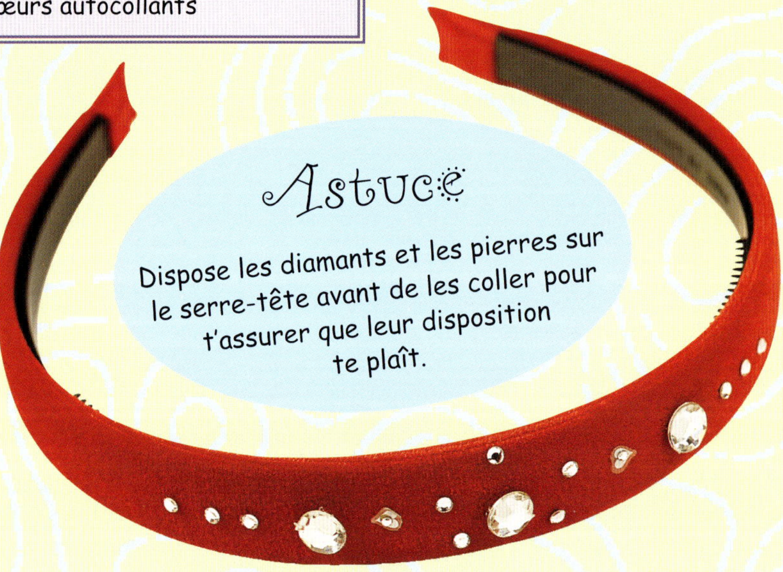

Astuce

Dispose les diamants et les pierres sur le serre-tête avant de les coller pour t'assurer que leur disposition te plaît.

Serre-tête aux joyaux scintillants

La colle brillante est vendue dans une pléiade de couleurs et est très facile à utiliser. Presse-la sur le serre-tête et laisse sécher. Nous l'avons utilisée, ici, pour dessiner des formes de pétales autour des diamants et des quartz.

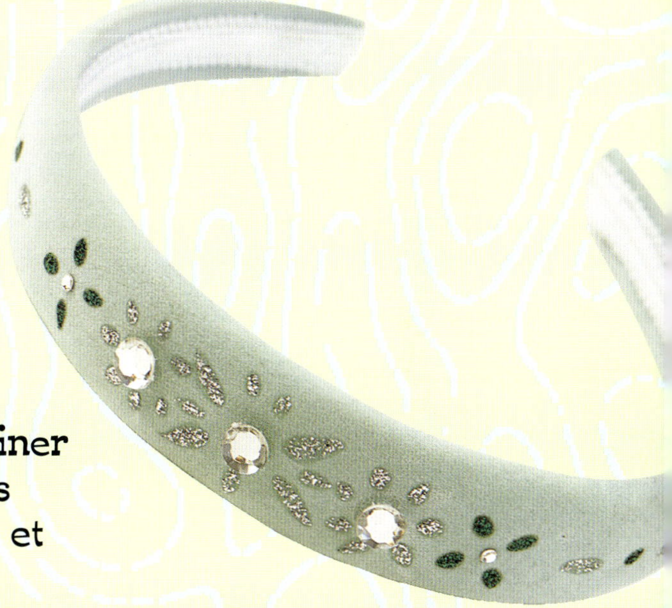

Tu auras besoin de:

- serre-tête rigide
- diamants en plastique avec dos plat
- colle pour tissu
- quartz autocollants
- colle brillante argent et verte

1. Applique une goutte de colle à tissu au dos de chaque diamant et appuie-les en place sur le bandeau. Laisse sécher jusqu'au lendemain.

2. Dispose les quartz autocollants de chaque côté des diamants, tel que montré. Utilise la colle brillante argentée pour dessiner des pétales autour de chaque diamant. Laisse sécher.

3. Ajoute plus de pétales avec la colle brillante verte, puis laisse sécher jusqu'au lendemain.

Barrette joyaux

Cette élégante barrette semble difficile à réaliser, mais c'est tout le contraire. Les perles sont tout simplement enfilées sur un fil solide qu'on fixe ensuite à l'arrière. Un changement s'impose ? Ajoute tout simplement une série de billes différentes !

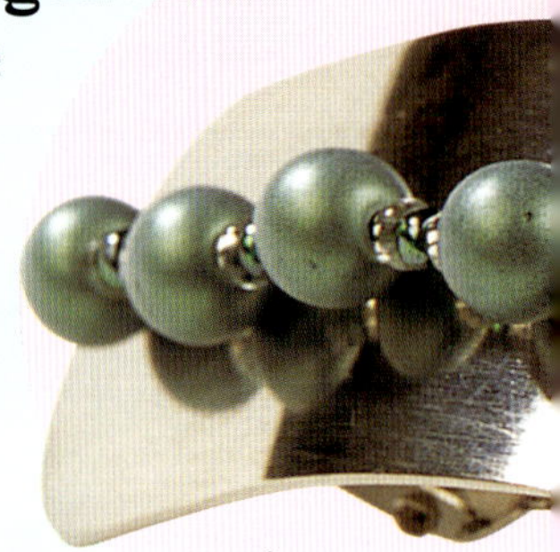

Tu auras besoin de :

- barrette en métal ordinaire
- fil à broderie doux et flexible
- petites et grosses perles
- ciseaux

1. Du fil doux et flexible est offert, en rouleau, dans les boutiques d'artisanat. Découpes-en un morceau deux fois plus long que la barrette. Fixe une extrémité à l'arrière de la barrette et laisse l'autre extrémité lâche.

2. Enfile les perles à partir de l'extrémité non attachée. Arrête d'enfiler lorsque tu as atteint la longueur de la barrette. Fais un nœud après la dernière perle pour la maintenir en place.

3. Maintiens la ligne de perles sur la barrette et fixe l'autre extrémité à l'arrière. Coupe le fil qui dépasse avec des ciseaux.

Astuce brillante

Plusieurs boutiques vendent des perles en paquets dans une variété de tailles et de couleurs, ce qui est souvent meilleur marché que de les acheter ndividuellement.

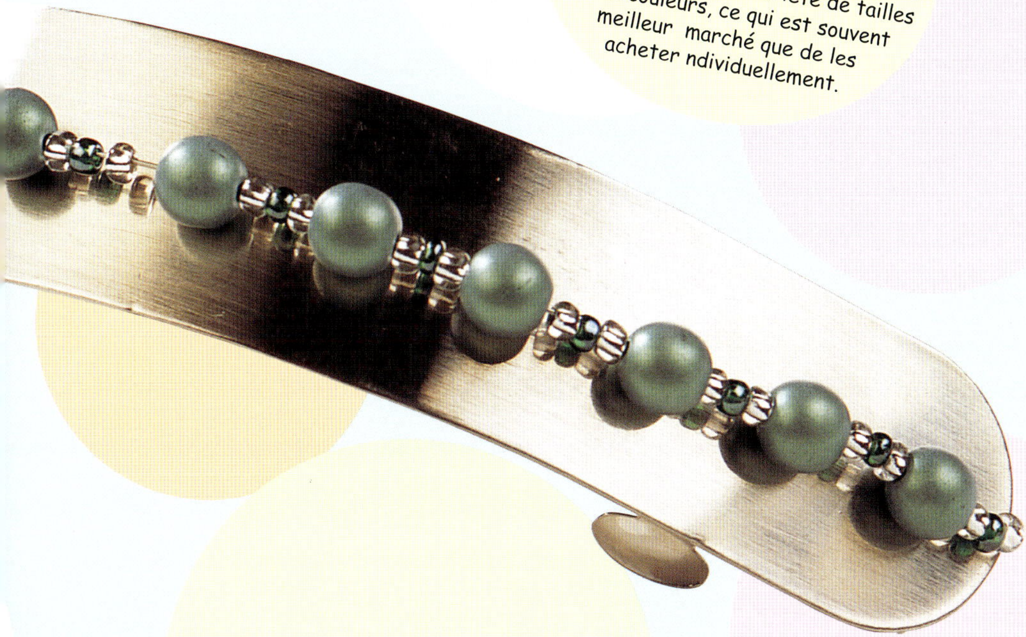

Couleurs branchées

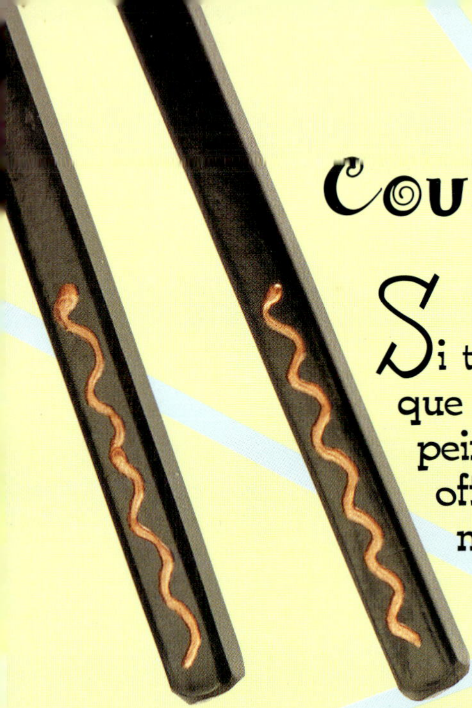

Si tu pensais que la peinture n'était que pour les murs, détrompe-toi! La peinture acrylique d'artisanat est offerte dans toutes les couleurs du monde et on en trouve dans toutes les boutiques d'artisanat et de matériel d'artiste. Choisis quelques couleurs, un petit pinceau et lance-toi dans la création! Si tu peins des accessoires pour cheveux en plastique, il est préférable de les poncer d'abord, à l'aide d'un papier de verre moyen. Ce truc aidera la peinture à adhérer à la surface.

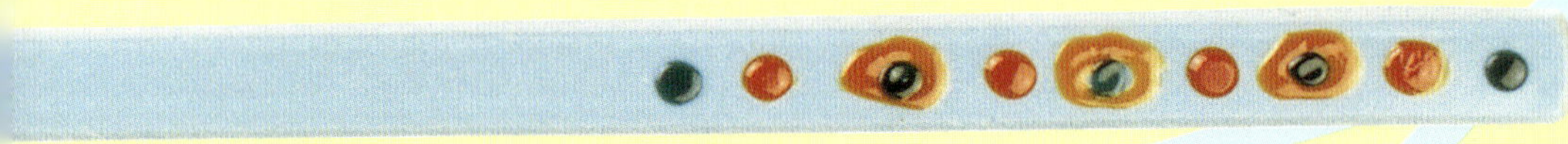

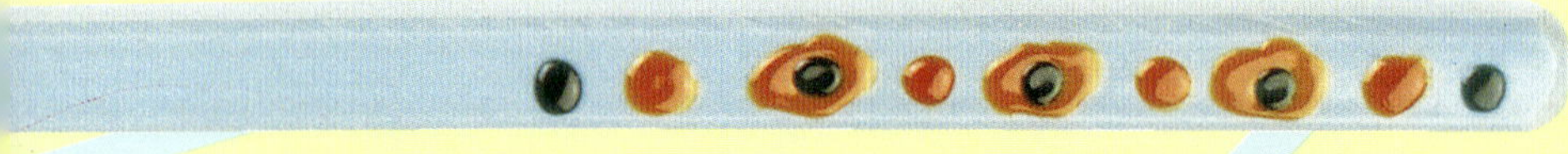

Baguettes chic

Il est très facile de trouver une paire de baguettes bon marché et de les transformer en accessoires pour cheveux uniques. Peins toute la baguette ou seulement une extrémité. À toi de choisir !

Astuce brillante

Utilise du vernis à ongles brillant pour ajouter de l'éclat ! Applique des pastilles, des lignes, ou recouvre toute une section.

Tu auras besoin de :

- deux baguettes en plastique
- papier de verre moyen
- peinture acrylique pour artisanat, de couleurs assorties
- pinceau
- papier essuie-tout

1. Lave et fais sécher les baguettes.

2. Prépare les portions que tu peindera au papier de verre. Élimine tout résidu du ponçage.

3. Prends ta peinture et ton pinceau ; tu es prête ! Peins les motifs montrés ici ou ceux de ton cru. Laisse chaque couleur sécher avant d'appliquer la suivante et assure-toi de rincer à fond ton pinceau avant de changer de couleur. Lorsque tu as terminé, fais tenir les baguettes debout dans un vieux verre et laisse sécher jusqu'au lendemain.

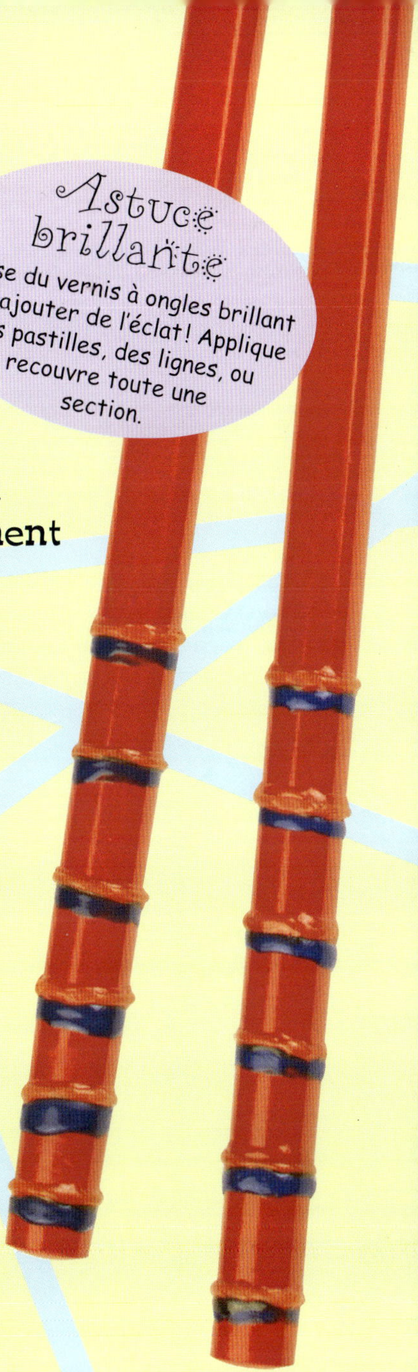

index